C.J.M. van der Cingel

Klinisch redeneren

C.J.M. van der Cingel

Klinisch redeneren

Methodiek voor professioneel handelen door
verpleegkundige en (ver)zorgende beroepsbeoefenaars

Met bijdragen van M.C. Kastermans en C.E.M. Otter

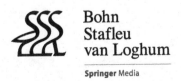 Bohn
Stafleu
van Loghum

Springer Media

Houten 2014

ISBN 978-90-368-0575-9

Samensteller(s) en uitgever zijn zich volledig bewust van hun taak een betrouwbare uitgave te verzorgen.
Niettemin kunnen zij geen aansprakelijkheid aanvaarden voor drukfouten en andere onjuistheden die eventueel in deze uitgave voorkomen.

NUR 897
Basisontwerp omslag: Bottenheft, Marijenkampen
Automatische opmaak: Crest Premedia Solutions (P) Ltd., Pune, India

Eerste druk 2003
Tweede druk 2014

Bohn Stafleu van Loghum
Het Spoor 2
Postbus 246
3990 GA Houten

www.bsl.nl

Woord vooraf 2ᵉ druk

Verpleegkundig, zorgkundig en verzorgend

Je zult merken dat in dit boek vaak het woord verpleegkundig gebruikt wordt. Dat is niet omdat verpleegkundig werk belangrijker zou zijn dan (ver)zorgend werk. Juist deze beroepsbeoefenaars hebben vaak te maken met zorgvragers in een woon- of leefsituatie en dat vraagt evenzeer een volledige kijk op de mens. Dat in dit boek over verpleegkundige diagnosen en interventies wordt gesproken is omdat de beschrijvingen hiervan ontwikkeld en beschreven zijn in de verpleegkundige discipline. Dat neemt niet weg dat zorgverleners zoals verzorgenden en zorgkundigen gebruik kunnen maken van deze beschreven kennis en de methode in de praktijk goed kunnen toepassen. De term zorgkundige is overigens bij het verschijnen van dit boek door de beroepsprofielen van 2012 wel geïntroduceerd, maar is als benaming in de praktijk nog niet definitief vastgesteld.

Sinds het verschijnen van 'De toepassing van klinisch redeneren' tien jaar geleden is de gezondheidszorg in Nederland sterk veranderd. Zo is de manier waarop de zorg wordt bekostigd veranderd. En de organisatie van de thuiszorg is bijvoorbeeld veel meer in handen van zelfsturende teams komen te liggen. De opnameduur van verblijf in ziekenhuizen is voor veel behandelingen verder verkort, waardoor nazorg, herstel en revalidatie anders geregeld wordt. Er is veel aandacht voor ouderen die zorg nodig hebben, er zijn meer ouderen en zij worden ouder dan voorheen. Ouderen worden gestimuleerd zo lang mogelijk thuis te blijven wonen en ondersteuning van familie en naasten in hun omgeving in te schakelen. Er zijn allerlei nieuwe woonzorgvormen ontstaan zoals kleinschalig wonen voor mensen met dementie. En met de komst van nieuwe beroepsprofielen in 2012 is ook de beroepsgroep zelf aan verandering onderhevig. In deze profielen wordt onderscheid gemaakt tussen verpleegkundigen en zorgkundigen, naast verzorgenden.

Belangrijk is daarnaast dat er voortdurend nieuwe kennis over zorgverlening wordt ontwikkeld. Nieuwe inzichten over de uitvoer van professioneel handelen leiden tot aanpassingen van standaarden, richtlijnen en protocollen in de praktijk. Bovendien neemt de wens tot meer participatie van mensen die zorg nodig hebben toe. In de besluitvorming over zorg en behandeling is gezamenlijke besluitvorming meer en meer de norm. Persoonsgerichte zorg is in opkomst. Dit is de benaming voor zorgvormen waar iemand die zorg nodig heeft allereerst als de mens die hij of zij is wordt gezien, en waarin compassie (meeleven), betrokkenheid en een persoonlijke benadering van zorgverleners binnen de zorgrelatie vooropstaat. Onlangs verscheen *Persoonsgerichte zorg. Praktijken van goede zorg voor ouderen* geschreven door J.S. Jukema en de auteur van dit boek, eveneens bij deze uitgever. Hierin wordt persoonsgerichte zorg toegelicht en aan de hand van een aantal dilemma's uit de dagelijkse zorgpraktijk besproken. Daarbij staat de zorgvrager als uniek persoon binnen de zorgrelatie altijd voorop. Het boek laat zien hoe zorgverleners alternatieven kunnen zoeken voor 'routinematig' handelen dat voorbijgaat aan de wens en voorkeur van zorgvragers en soms zelfs schade doet.

Kortom, er is veel veranderd in de dagelijkse praktijk van verpleegkundige en (ver)zorgende beroepsbeoefenaars. Eén ding is echter niet veranderd, zorgprofessionals moeten nog steeds logisch en verstandig nadenken over hun handelen. Klinisch redeneren is de methodische denkwijze en aanpak om tot goede zorg te komen. Daarbij is in elke stap inbegrepen dat je voortdurend afstemt en overlegt met de zorgvrager. Persoonsgerichtheid en gezamenlijke besluitvorming zijn daarmee in het proces van klinisch redeneren opgenomen. Deze herziene druk van *Klinisch redeneren* en het zojuist verschenen *Persoonsgerichte zorg* zijn daarom een mooie aanvulling op elkaar. *Klinisch redeneren* beschrijft vooral de methode van professionele (en gezamenlijke) besluitvorming die tot goede zorg moet leiden, terwijl *Persoonsgerichte zorg* een goed inzicht biedt in wat goede en menselijke zorg daadwerkelijk is. Ook de inbedding van nieuwe kennis en inzichten vanuit onderzoeksresultaten, en het inzetten van je eigen ervaringskennis en voortdurende afstemming met je collega's zijn in de stappen van het klinisch redeneren ingebouwd. De methodiek en de stappen van het redeneren zijn dus niet veranderd in deze herziene druk.

Wel was het na tien jaar nodig de casuïstiek up-to-date te maken en verouderde voorbeelden en illustraties aan te passen. Daarnaast zijn de titels van de hoofdstukken gemoderniseerd en zijn hoofdstukken samengevoegd, waardoor een betere samenhang is ontstaan. Hiermee is *Klinisch redeneren. Methodiek voor professioneel handelen door verpleegkundige en (ver)zorgende beroepsbeoefenaars* weer helemaal bij de tijd.

Dr. Margreet van der Cingel
Utrecht, februari 2014

Woord vooraf 1e druk

Tijdens de opleiding tot verzorgende en verpleegkundige is het methodisch werken, dat ook wel klinisch redeneren genoemd wordt, een belangrijk en steeds terugkerend onderdeel. Dat is ook logisch, omdat je klinisch redeneren in de dagelijkse praktijk als beroepsbeoefenaar eigenlijk altijd, bewust of onbewust, gebruikt. Je wordt doorlopend geconfronteerd met vragen rondom de zorg. De wijze waarop je die vragen stelt en naar antwoorden zoekt is het stapsgewijze proces van klinisch redeneren. Naarmate je meer ervaring opdoet, zul je merken dat de stappen van het klinisch redeneren steeds vanzelfsprekender worden.

Klinisch redeneren is niet alleen maar het afnemen van een anamnese of het schrijven van een verpleegplan. Het is zowel een denkwijze als keuzeproces waarin logisch redeneren, intuïtie en de toetsing daarvan samenkomen. Daarbij ga je zo veel mogelijk uit van het zogenoemde 'evidence based' (op bewijs gebaseerd) handelen. Dit houdt in dat je gebruikmaakt van onderzoek en de laatste inzichten betreffende een diagnose, resultaat of interventie, en deze toepast in de praktijk.

Klinisch redeneren is geen kwestie van talent, je kunt het oefenen en leren. Dat wordt dan ook van je gevraagd tijdens de opleiding en in de serie Zorggericht. Soms vind je in de boeken een hele leertaak die over (een onderdeel van) klinisch redeneren gaat, en ook zul je opdrachten vinden die verweven zijn met de casus. In de praktijk gebruik je klinisch redeneren als hulpmiddel in de verzorging of verpleging van een zorgvrager, en niet als iets wat apart staat.

Dit boek is geschreven om je te ondersteunen in het aanleren van klinisch redeneren. Het is daarom ook heel goed los van de serie Zorggericht te gebruiken. Het geeft een overzicht van alle stappen in het keuzeproces dat klinisch redeneren heet, toegelicht met voorbeelden uit een bijgevoegde casus. Daarnaast worden enkele achtergronden en de theorie van het klinisch redeneren toegelicht. Je kunt dit boek gedurende je hele studie gebruiken om na te gaan of je het klinisch redeneren op de juiste wijze toepast. Het toepassen van klinisch redeneren lijkt veel tijd te kosten, maar heeft juist met efficiënt werken en een goede tijdsindeling te maken. Wanneer je immers meteen de goede keuzen maakt in het zorgproces in plaats van later te ontdekken dat de zorg bijgesteld moet worden, bespaart dat tijd.

Door keuzen in een zorg- of verpleegplan vast te leggen voorkom je ook dat elke zorgverlener opnieuw na moet gaan welke zorg het best passend is. Bovendien gaan denken en doen gelukkig ook samen.

Bedenk vooral dat het de bedoeling is dat je je in de praktijk voortdurend bewust bent van de keuzen die je hebt in de verzorging en verpleging van mensen met hun eigen specifieke zorgvragen. Klinisch redeneren kun je niet alleen vanuit een theoretische insteek aanleren. De kennis en ervaring van ziektebeelden en zorgvragen die je opdoet tijdens de beroepspraktijkvorming moet je gebruiken bij het maken van die keuzen. Zonder de toepassing van die kennis en ervaring op de aan jouw zorg toevertrouwde zorgvragers is klinisch redeneren alleen maar een lege huls. Veel plezier en succes met de toepassing van het klinisch redeneren.

Margreet van der Cingel

Inhoud

Inleiding

Klinisch redeneren als methodiek voor verantwoord professioneel
handelen

1

Professionalisering

Logisch nadenken en klinisch redeneren zijn niet nieuw. In veel op wetenschap gebaseerde disciplines en vakgebieden wordt gebruikgemaakt van een vorm van klinisch redeneren, methodisch redeneren of een of andere vorm van analytisch en logisch denken. Deze methoden zijn allemaal grotendeels gebaseerd op dezelfde stappen. De medische discipline is al veel langer gewend diagnosen te benoemen en het handelen te baseren op kennisontwikkeling op basis van wetenschappelijk onderzoek. Artsen krijgen in hun opleiding 'logisch en analytisch' denken met de paplepel ingegoten. Toch is de verpleegkundige en (ver)zorgende discipline al langer bezig met wat ook wel de 'professionalisering' van deze beroepsgroepen wordt genoemd, zo blijkt uit uitspraken van verpleegkundigen die actief bijgedragen hebben aan de ontwikkeling van de verpleegkunde in de vorige eeuw:

» Treed beslist op. Overweeg tevoren, stel u eerst goed op de hoogte, doch als ge handelt, handel dan kalm en zeker… (Melk, 1931). «

» If we cannot name it, we cannot control it, finance it, research it, teach it or put it into policy (Clark & Lang, 1992). «

Met professionalisering bedoelen we vooral dat de leden van een beroepsgroep hun handelen kunnen verantwoorden en dat ze gebruikmaken van de beschikbare (wetenschappelijke) kennis die er op dat moment aanwezig is. Ook de beroemdste verpleegster, Florence Nightingale, was een van de eerste beroepsbeoefenaren die zeer professioneel te werk ging en het ook zinvol vond om haar bevindingen op te schrijven. In haar boek *Notes on Nursing* benoemt zij nauwgezet haar opvattingen over goede zorg voor zieken. Ze deed dat niet alleen op basis van haar intuïtie maar, ook toen al, op basis van de laatste wetenschappelijke inzichten. Nightingale was behalve verpleegster ook statisticus en correspondeerde met andere wetenschappers van haar tijd. Daarmee was ze haar tijd ver vooruit.

Ontwikkeling van verpleegkundige kennis

Nadien heeft de verpleegkunde zich als beroep maar ook als wetenschappelijke discipline sterk ontwikkeld. Sinds de jaren vijftig van de vorige eeuw kunnen verpleegkundigen in de Verenigde Staten verplegingswetenschap aan de universiteit studeren. Er is

daarmee een ontwikkeling gestart waarin verpleegkundige diagnosen, zorgresultaten en verpleegkundige interventies vanuit de
praktijk worden beschreven. Door middel van onderzoek worden
diagnosen, resultaten en interventies vervolgens vastgesteld. Zo'n
wetenschappelijke onderbouwing noem je valideren. Belangrijk
werk daarin wordt gedaan door de North American Nursing Diagnosis Association (NANDA) die lijsten met diagnosen publiceren. Zo'n lijst wordt vaak in een bepaalde indeling geplaatst: een
classificatie. Ook anderen, zoals Lynda Carpenito en Marjory Gordon, publiceren handboeken met zulke lijsten waarin verpleegkundige kennis wordt weergegeven. Internationaal heeft de ICN
(International Council of Nurses) de ICNP (International Classification for Nursing Practice) ontwikkeld. Inmiddels is er ook
een Europese organisatie: ACENDIO (Association of Common
European Nursing Diagnosis, Interventions en Outcomes). Deze
organisatie is ontstaan sinds ook in Europa (met name de Noord-
Europese landen, waaronder Nederland) de mogelijkheid bestaat
verplegingswetenschap te studeren aan de universiteit.

Indelingen of classificaties

Deze lijsten met beschrijvingen van diagnosen, resultaten en interventies worden vaak ingedeeld volgens een bepaald principe.
Een hele bekende indeling is die volgens de gezondheidspatronen
van Marjory Gordon. Zo'n indeling is een soort kapstok waar je
diagnosen aan kunt 'ophangen'. De NANDA deed dat eerst bijvoorbeeld gewoon volgens het alfabet. Maar inmiddels is wel duidelijk dat het bij het zoeken naar een diagnose handiger is om die
diagnosen die bij elkaar horen ook bij elkaar te zetten. Daarnaast
zijn er ook classificaties van zorgresultaten en verpleegkundige
interventies zoals de Nursing Interventions Classification (NIC)
en de Nursing Outcomes Classification (NOC). Weer een andere classificatie is de International Classification of Functioning,
Disability and Health (ICF). Deze is door de World Health Orga-
nization (WHO) gemaakt. De ICF is een soort woordenboek. Je
kunt er het functioneren van iemand mee beschrijven in termen
van stoornissen in mentale en lichamelijke functies, anatomische
eigenschappen en in termen van beperkingen in activiteiten en
participatie, maar ook iemands vermogen om daarmee om te gaan
op basis van persoonlijke en omgevingsfactoren. Hiermee is de
ICF een goed hulpmiddel om niet alleen zorgproblemen in kaart te
brengen, maar ook om een persoonsgebonden inschatting te maken hoe iemand daarmee omgaat en wat er vervolgens aan zorg en

ondersteuning nodig is. Het voordeel van deze classificatie is daarnaast dat het een classificatie is die ook door allerlei andere disciplines gebruikt en geaccepteerd wordt. Dit bevordert het 'elkaar begrijpen' tussen disciplines. Als iedereen dezelfde taal spreekt bij het multidisciplinair werken, ontstaan er veel minder snel misverstanden over wat er aan de hand is met een zorgvrager.

Klinisch redeneren

Voor het proces waarin professionele zorgverleners tot besluiten komen over goede zorg, wordt de term klinisch redeneren gebruikt. Wat is klinisch redeneren eigenlijk? Er worden soms verschillende termen en woorden gebruikt voor hetzelfde proces.[1] Klinisch redeneren is een methode die moet leiden tot het vaststellen van de meest geschikte verpleegkundige diagnosen en het kiezen van de juiste zorgresultaten en interventies in nauwe samenwerking met een individuele zorgvrager. Hierin zijn verschillende stappen te onderscheiden. 'Redeneren' houdt een denkproces in en het denkproces leidt tot handelen. Onder handelen wordt dan niet alleen 'verpleegtechnisch' handelen verstaan, maar ook bijvoorbeeld het afnemen van een anamnese, nieuwe informatie verzamelen, observatie en het begeleiden van zorgvragers.

De stappen in klinisch redeneren zijn:
1. gegevens verzamelen
2. diagnose kiezen en vaststellen
3. resultaat kiezen en vaststellen
4. interventies kiezen en vaststellen
5. interventies uitvoeren
6. resultaat evalueren.

De stappen in klinisch redeneren zijn in de praktijk niet logisch opeenvolgend. Het vaststellen van een diagnose, resultaat of interventie vraagt denkwerk en vooral het toetsen (checken en controleren) van dat denkwerk in voortdurende afstemming met andere zorgverleners, maar vooral met de zorgvrager zelf. Het is daarom steeds nodig om je (voorlopige) conclusies bij te stellen. Eigenlijk ben je niet alleen op het eind je resultaat aan het evalueren, maar stel je continu bij en evalueer je voortdurend.

---

1   In de woordenlijst achter in dit boek vind je een overzicht van de verschillende woorden die daarvoor gebruikt worden.

Diagnostisch redeneren

Behalve de term 'klinisch redeneren' wordt ook wel de term 'diagnostisch redeneren' gebruikt. Diagnostisch redeneren slaat op dat deel en die stappen van klinisch redeneren die leiden tot het stellen van de verpleegkundige diagnose.

De stappen in diagnostisch redeneren zijn:
1. gegevens verzamelen via de anamnese, observaties, andere disciplines
2. gegevens clusteren (ordenen)
3. verbanden leggen tussen gegevens
4. voorlopige diagnose stellen
5. diagnose toetsen bij de zorgvrager en naasten, collega's, andere disciplines, vakliteratuur en handboeken (standaarden)
6. definitieve diagnose vaststellen
7. evaluatie.

Besluitvormingsprocessen

Al langer is de term 'verpleegproces' of 'systematisch verpleegkundig handelen' bekend. Met klinisch redeneren wordt hetzelfde proces bedoeld. Klinisch redeneren ontwikkelt zich voortdurend en is een verfijning van de methode waarbij internationaal afspraken zijn gemaakt over de stappen en begrippen in het proces. Deze worden in dit boek gebruikt.

Als je dit boek doorlopen hebt, zul je merken dat er sprake is van drie besluitvormingsprocessen of keuzeprocessen:
1. het vaststellen van de juiste diagnose
2. het kiezen van een haalbaar resultaat
3. het kiezen van een passende interventie.

Deze processen worden in de praktijk soms nog benoemd met de termen: probleem, doel, actie, evaluatie. De termen diagnose, resultaat en interventie worden niet overal consequent gebruikt. Op zich maakt het niet zoveel uit hoe je het noemt, het gaat tenslotte om hetzelfde proces waarin je tot goede zorg wilt komen.

In de volgende hoofdstukken zul je stap voor stap kennismaken met de drie besluitvormingsprocessen van het klinisch redeneren: diagnostisch redeneren, komen tot een passend resultaat en kiezen van de juiste interventie. Dat gebeurt aan de hand van casuïstiek waarin voorbeelden vanuit verschillende praktijkvelden ondersteunend zijn aan de theorie. Het is daarbij niet de bedoeling een volledig beeld van de verpleging en zorg in die praktijkvelden of van de hoofdrolspelers te schetsen. De voorbeelden illustreren de keuzen die elke verpleegkundige en (ver)zorgende beroepsbeoefenaar tegenkomt in de dagelijkse praktijk en geven aan hoe daarmee methodisch kan worden omgegaan.

Proces en product

Bij klinisch redeneren is het handig onderscheid te maken tussen het proces (de denkwijze of ook wel de besluitvormingsstappen) en de producten (hulpmiddelen) die je daarbij gebruikt. Soms zijn die termen en begrippen hetzelfde, wat verwarrend kan overkomen. Bijvoorbeeld: een anamnese afnemen slaat op het proces van gegevens verzamelen tijdens een (opname)gesprek en gedurende de zorgverlening, maar tegelijkertijd is een anamnese ook de, soms vooraf gestructureerde, vragenlijst die je daarbij kunt gebruiken.

Procestermen slaan op de denk- en keuzeprocessen, die wel inzichtelijk gemaakt kunnen worden door ze te beschrijven maar die verder niet tastbaar zijn. De producten zoals vragenlijsten, beschrijvingen van diagnosen en meetinstrumenten zoals pijnschalen zijn de hulpmiddelen ter ondersteuning van die denk- en keuzeprocessen. Het gaat daarbij om overdraagbare kennis. Die kennis is beschreven in handboeken en leg je voor de individuele zorgvrager vaak vast in zorgleef- of verpleegplannen.

Professionele verantwoordelijkheid

Erg van belang is dat bij diagnosen, resultaten en interventies altijd de eigen deskundigheid en verantwoordelijkheid van de zorgverlener bepalend is voor het handelen. Bij protocollen, bijvoorbeeld een protocol 'infuus verwisselen', zijn de afspraken in een instelling vastgelegd en wordt er van je verwacht die handelwijze te volgen. In tegenstelling tot protocollen zijn diagnosen, resultaten en interventies geen dwingend voorschrift maar veel meer een richtlijn voor het handelen. Zo'n richtlijn moet altijd aangepast worden aan de individuele zorgvrager, of liever gezegd: vanuit de persoon van de zorgvrager en diens zorgbehoeften kun je bezien of de richtlijn je handvatten geeft voor de zorg die nodig is. Een standaard is en blijft een hulpmiddel waarbinnen je zelf de keuzen moet maken die van toepassing zijn op de zorgvrager. Daarvoor moet je ook je verantwoordelijkheid nemen, je kunt dus nooit zeggen: 'het staat in de standaard dus dat heb ik gedaan'. Hiermee wordt eens te meer duidelijk dat de keuzeprocessen van het klinisch redeneren alleen in combinatie met je eigen deskundigheid en de afstemming met de zorgvrager kunnen worden toegepast!

Evidence based handelen

Klinisch redeneren is niet los te zien van 'evidence based' handelen. Met evidence based handelen wordt bedoeld dat je gebruikmaakt van allerlei vormen van kennis tijdens de beroepsuitoefening. 'Evidence' betekent letterlijk 'bewijs'. Je zoekt dus naar ondersteunend bewijs voor wat je vaststelt dat nodig is om te doen als professional. Daarmee verantwoord je je handelwijze. Dat bewijs kan ten eerste komen van de zorgvrager zelf. Vaak hebben mensen die ziek zijn, vooral als het een chronische ziekte betreft, zelf veel kennis over wat er aan de hand kan zijn en wat voor hen het beste werkt en gedaan kan worden. Daarnaast heb je je eigen ervaringskennis en de kennis van je collega's en andere zorgverleners met wie je afstemt. Je eigen ervaringskennis en de kennis van de beroepsgroep is vooral gebaseerd op kennis zoals die door onderzoek is ontstaan.

Kennis die de beroepsgroep gebruikt betreft basis- en specialistische kennis over het verplegen en verzorgen van allerlei patiëntengroepen en zorgcategorieën. De beroepsgroep heeft gevalideerde (wetenschappelijk vastgestelde) kennis over diagnosen, resultaten en interventies tot zijn beschikking. Lang niet alle bestaande beschrijvingen zijn al gevalideerd, maar er wordt wel steeds meer verpleeg- en zorgkundig onderzoek gedaan. Denk bijvoorbeeld aan de ontwikkeling van pijnschalen, de consensusafspraken over decubitus en bijvoorbeeld de ontwikkeling van klinische paden voor specifieke patiëntengroepen zoals hartfalen- en copd-patiënten. Hierin zijn met name de interventies over voorlichting en begeleiding bij een chronische ziekte concreet uitgewerkt en gestandaardiseerd. Omdat zorgvragen en de consequenties van ziekte of behandeling ook vaak op multidisciplinair gebied liggen, betekent dit dat verpleeg- en verzorgenden zich ook goed op de hoogte moet houden van onderzoek en ontwikkelingen op medisch en paramedisch gebied om goede zorg te kunnen verlenen.

Het beschikbaar stellen van onderzoeksresultaten voor de praktijk gebeurt via de vakbladen. Daarnaast vervullen (specialistisch) verpleegkundigen met een specifiek aandachtsgebied vaak een rol om de kennis in teams up-to-date te houden.

Deze vakinhoudelijke kennis is voortdurend in ontwikkeling en wordt dus regelmatig bijgesteld. Onderzoeksresultaten zijn daarom niet altijd eenduidig. Bedenk maar eens wat er de afgelopen jaren in richtlijnen over bepaalde onderwerpen zoals wondzorg of bewegen/mobiliteit bij ouderen is veranderd of aangepast. Als er nog weinig of onvoldoende overtuigend wetenschappelijk bewijs is voor een bepaalde diagnose of handelwijze, wordt bij richtlijnen vaak uitgegaan van datgene waarover de beroepsgroep het meeste overeenstemming heeft. Dat wordt dan ook wel 'best practice' genoemd.

Het begrip 'evidence based' is, net als klinisch redeneren, evenmin nieuw en is ook vanuit de medische praktijkvoering door de verpleegkunde en de zorg overgenomen. Vaak wordt evidence based handelen uitgelegd als vooral handelen op basis van wetenschappelijk bewijs. Dit is echter een beperkte opvatting. In de formele definitie gaat het uitdrukkelijk om het meenemen van de wensen en voorkeuren van een zorgvrager en de (ervarings)kennis van de professional in het komen tot een besluit over wat er aan de hand is en de zorg die nodig is. Evidence based handelen biedt en maakt dus gebruik van al deze vormen van inhoudelijke kennis. Klinisch redeneren is zinloos zonder de toepassing van deze inhoudelijke kennis. Het is geen kunstje dat je toepast, het is het integreren van kennis in alle onderdelen van je werk. Als student of beginnend beroepsbeoefenaar doorloop je de stappen van het klinisch redeneren heel bewust omdat je de inhoudelijke kennis nog niet volledig paraat hebt. Ervaren verpleegkundigen en verzorgenden hebben al veel kennis in hun hoofd zitten en maken, soms zonder zichzelf daarvan bewust te zijn, ook altijd gebruik van een vorm van klinisch redeneren. Het is dan een automatisme geworden. Maar omdat kennis zich steeds ontwikkelt, zullen ook ervaren zorgverleners zich voortdurend moeten bijscholen.

Het begrip evidence based geeft de denk- en handelwijze weer die in dit gehele boek steeds gevolgd is. Een zorgverlener zal steeds naar eer en geweten op de beste wijze keuzen moeten maken en handelen. De beste wijze is dan: gestructureerd, stapsgewijs, overdacht, naar de laatste inzichten (vakliteratuur) en in goed overleg met collega's en andere beroepsbeoefenaren, maar vooral te allen tijde in nauw overleg en afstemming met de zorgvrager.

Vragen

1. Wat versta jij onder een professional of een professionele houding? Welke kenmerken horen daarbij en wat is het verschil tussen professionele zorgverleners en bijvoorbeeld mantelzorgers?

2. Welke indelingen of classificaties voor zorgvragen ken je? Vergelijk eens twee classificaties met elkaar, zet de voor- en nadelen op een rijtje. Welke classificatie heeft je voorkeur als hulpmiddel voor jouw handelen in de praktijk?

3. Hoe stel jij vast wat er met iemand aan de hand is? Waar let je op, waar kijk je wel en niet naar? Hoe controleer je of het klopt wat je denkt dat er aan de hand is en welke zorg of acties (zoals preventie) er nodig zijn?

4. Welke kennis gebruik jij in je dagelijks handelen? Hoe kom je aan die kennis en hoe ga je na of je kennis klopt en passend is voor degene voor wie je zorgt?

Informatie verzamelen

Casuïstiek in verschillende praktijkvelden

In dit hoofdstuk wordt eerst een aantal situaties geschetst, waarbij verschillende praktijkvelden van de gezondheidszorg aan bod komen. De situaties zullen als voorbeelden in de rest van dit boek worden uitgewerkt. Waarschijnlijk zul je bij het doorlezen van de casus zelf al een idee hebben wat er met de verschillende familieleden aan de hand is. Het is goed om dat idee in je achterhoofd te houden, maar het is erg belangrijk om niet meteen een vaststaand oordeel te vormen. Het is een papieren casus in een boek en dat maakt het lastig om vast te stellen wat er precies aan de hand is, maar in de werkelijkheid is dit zeker zo lastig. Klinisch redeneren is vooral een methodiek om zo goed mogelijk aan de werkelijkheid te toetsen of het klopt wat jij als hulpverlener denkt dat er aan de hand is en wat je doet. Zo kan er bijvoorbeeld sprake zijn van informatie waarvan je nog niet op de hoogte bent of, en dat komt zeker vaak voor, jouw interpretatie van de informatie is anders dan die van de zorgvrager, collega of andere hulpverlener. Probeer dus te lezen wat er staat en niet wat je ervan denkt.

> **Marieke bevalt...**
>
> Langzaam loopt Marieke de keuken in. Het gaat allemaal niet meer zo snel met zo'n dikke buik. Ze begint er ook wel een beetje flauw van te worden. Gisteren was ze uitgeteld en wat haar betreft mag de baby nu wel komen. Alles staat klaar, het bed staat op klossen, de kinderkamer is compleet. Wessel, haar man, heeft op zijn werk geregeld dat hij aansluitend op het verlof vakantie op kan nemen. Ze hebben in goed overleg met de verloskundige besloten dat ze thuis gaat bevallen. Dat lijkt haar toch gezelliger. Vanmiddag komen gelukkig een paar vriendinnen van het werk langs. Ze verveelt zich toch wel. Marieke is nu al een maand thuis en mist de contacten met collega's. Ze is blij dat ze besloten heeft te blijven werken, hoewel ze zich wel een beetje afvraagt hoe dat zal gaan met het geven van borstvoeding.
>
> Plotseling wordt alles nat. Marieke schrikt ervan, maar al gauw beseft ze wat er aan de hand is. Ze voelde zich al niet zo lekker vanmorgen. De bevalling gaat beginnen! Gauw gaat ze naar boven om zich om te kleden. Onderweg neemt ze de telefoon mee om Wessel te waarschuwen. Hij moet direct komen! En Marieke informeert ook haar verloskundige en het kraamcentrum. 's Middags arriveert de kraamverzorgster. Gelukkig iemand met ruime ervaring, want Marieke is aardig

uitgeput. De weeën komen snel achter elkaar. Wessel doet zijn best haar te helpen en is druk in de weer met natte washandjes. Marieke heeft alles al geprobeerd: onder de douche, in bed. Ze weet niet meer wat te doen. Als de verloskundige komt blijkt ze al vijf centimeter ontsluiting te hebben. Maar de hartslag van het kindje is niet helemaal goed. De verloskundige vertrouwt het niet en stelt voor de bevalling toch maar te laten plaatsvinden in het ziekenhuis. Direct belt ze een ambulance. Marieke en Wessel zijn vreselijk bezorgd. Geerten, Marieke's broer, is gehandicapt omdat er toentertijd bij de bevalling problemen waren!

In het ziekenhuis wordt om kwart over vijf een gezonde dochter geboren: Vera. Ze is 51 centimeter lang en weegt bijna zes pond. De gynaecoloog heeft wel een vacuümpomp moeten gebruiken omdat Vera snel geboren moest worden, haar hartslag bleef erg langzaam. Ook is Marieke ingeknipt. Achteraf bleek dat de navelstreng om Vera's halsje zat. De bevalling was best spannend, maar gelukkig is alles goed afgelopen. Waarschijnlijk mogen ze morgenochtend samen naar huis.

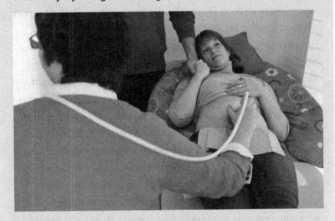

Mevrouw Van Kampen is gevallen

Marieke vind het leven met een baby toch drukker dan ze had gedacht. Haar moeder, mevrouw Van Kampen-Bosker, is natuurlijk erg ingenomen met de eerste kleindochter. Ze is 68 jaar en sinds drie jaar weduwe. Haar man was vrachtwagenchauffeur en is destijds omgekomen bij een ongeval. Net toen hij er zo'n beetje mee op wilde houden en met pensioen zou gaan, heel verdrietig. Maar mevrouw Van Kampen was altijd al gewend om veel alleen te zijn, ze redt zich prima, vindt ze zelf. Ze heeft ook lange tijd de zorg voor Geerten thuis gedaan, totdat hij naar een sociowoning bij een instelling verhuisd is.

Marieke maakt zich echter af en toe wel een beetje zorgen om haar moeder. Ze lijkt wel flink maar laatst was ze toch zomaar gevallen, de laatste drie treden van de trap gemist. Gelukkig was er toen niks gebeurd. Mevrouw Van Kampen hield het er zelf op dat ze wat minder goed ging zien en daarom de treden gemist had. Maar Marieke vond dat haar moeder het laatste jaar niet alleen slechter was gaan zien, maar ook een beetje vergeetachtig werd.

Een aantal weken na de geboorte van Vera gaat het toch mis met haar moeder. Marieke wordt thuis gebeld door haar moeders buurvrouw vanuit ziekenhuis Hoogeland. Haar moeder is opgenomen op de afdeling Orthopedie, ze heeft haar heup gebroken. Buurvrouw Verschuur was een kopje koffie komen drinken en had haar gevonden naast het keukentrapje.

Verpleegkundige Sander is senior verpleegkundige op Orthopedie. Hij heeft mevrouw Van Kampen als eerstverantwoordelijke in zorg. De revalidatie van mevrouw Van Kampen verloopt niet goed. Normaal gesproken gaan zorgvragers na een kortdurend groepsrevalidatieprogramma weer naar huis, maar mevrouw Van Kampen is er nu al vijftien dagen. De orthopeed heeft haar medisch uitbehandeld verklaard. Sander heeft echter tijdens de visite al een paar maal aangegeven dat ze beslist niet naar huis kan. Per dag raakt ze meer gedesoriënteerd en ze loopt nog niet eens met een looprek. Er is thuis niets geregeld, er is geen mantelzorg of thuiszorg. Sander heeft al wel kort na de opname met het transferbureau gebeld. De transferverpleegkundige heeft de aanvraag voor zorgindicatie in gang gezet. Mevrouw Van Kampen is een zogenoemde 'verkeerde bed-patiënt' in het ziekenhuis geworden.

Na enkele weken in het ziekenhuis wordt ze overgeplaatst naar een tijdelijke plaats in het naburige zorgcentrum De Vaart om verder te revalideren. Hoewel mevrouw Van Kampen bij periodes wat warrig overkomt, lijkt alles er toch op gericht dat ze na haar revalidatie weer in haar huis aan de Vechtweg kan terugkomen.

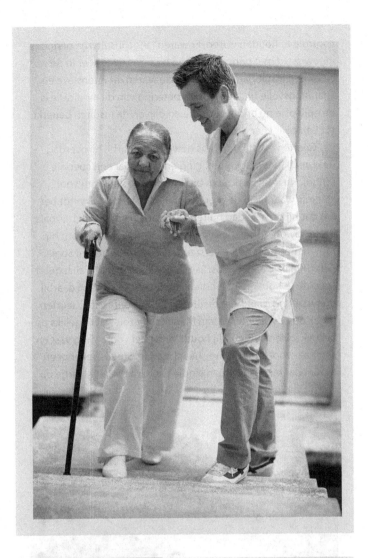

Geerten is verliefd

Geerten is de oudere broer van Marieke en woont al twintig jaar in een sociowoning bij de instelling *De Bonte Berg*. Hij heeft een verstandelijke handicap en is spastisch. De oorzaak van zijn verstandelijke handicap is een tekort aan zuurstof tijdens de bevalling (hypoxie). Gedurende het eerste levensjaar bleek dat hierdoor een hersenbeschadiging was opgetreden. Het is nooit duidelijk geworden of de spasticiteit van Geerten een erfelijke aandoening is. De ontwikkeling van Geerten verliep langzamer dan bij gezonde kinderen. Op driejarige leeftijd kreeg hij epileptische insulten, die moeilijk onder controle te houden waren. Er waren lange insultvrije periodes afgewisseld met periodes waarin hij soms twee keer in de week een insult had. Voor het gezin waren dit intensieve en spanningsvolle tijden. Door verbetering van de medicatie is de epilepsie nu onder controle en blijven de insulten beperkt tot een paar keer per jaar.

Geerten heeft lang thuis gewoond, waarbij hij overdag naar een kinderdagverblijf ging en later naar een speciale school. Nu is hij werkzaam bij de dienst sociale werkvoorziening, waar hij in de groenvoorziening werkt. Hij vindt het fijn dat hij de hele dag buiten kan werken. In de Burcht, zoals de sociowoning waar hij woont genoemd wordt, woont hij samen met vier andere verstandelijk gehandicapten: Sonja, Peter, Klaartje en Thomas. Samen met hen weet hij zich goed staande te houden in het dagelijks leven. Ze worden daarbij ondersteund door het personeel van *De Bonte Berg*. Geerten is gek op het dochtertje van Marieke. Hij zou wel dagelijks op bezoek willen komen. Hij houdt Vera heel voorzichtig vast en aait haar voortdurend over haar hoofdje. Steeds vaker geeft hij aan dat hij ook wel zo'n kindje wil, samen met Klaartje op wie hij verliefd is.

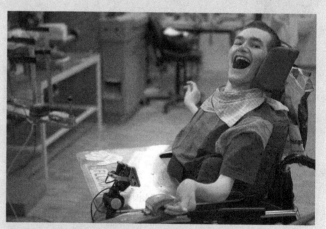

Waar is Steven?

Marieke en Wessel maken zich grote zorgen om Steven, de jongere broer van Wessel. Steven is jong getrouwd met Susan en ze hebben twee kinderen, Jochem (twaalf jaar) en Susie (tien jaar). De laatste tijd is Steven erg teruggetrokken; hij blijkt nauwelijks thuis te zijn. Susan weet niet wat hij allemaal doet. Wessel heeft regelmatig met Steven gesproken en gevraagd of hij ergens mee zit. Maar het lijkt net alsof de vertrouwelijke band die ze als broers altijd hebben gehad er opeens niet meer is. Op een dag staat opeens Susan huilend voor de deur. Steven blijkt al twee dagen niet thuis te zijn geweest. Ook op zijn werk is hij niet verschenen. Niemand weet waar hij is. Na een uitgebreide zoektocht vinden ze hem in een opvanghuis voor daklozen in de stad. Hij is verward en agressief. Met enige dwang weten ze hem mee te krijgen naar huis. Daar bellen ze de huisarts. Uiteindelijk wordt Steven vrijwillig opgenomen op een opnameafdeling van het psychiatrisch ziekenhuis De Vijverberg.

Na vier weken opname wordt familieberaad gehouden. Steven blijkt regelmatig rond te lopen met suïcidale gedachten, met name in situaties die voor hem bedreigend zijn. Zijn werk als bedrijfsleider in een grote supermarkt is veeleisend. De laatste tijd verdwenen er voortdurend artikelen in grote hoeveelheden. Steven weet wie hiervoor verantwoordelijk is, maar durft niet op te treden omdat hij bedreigd wordt.

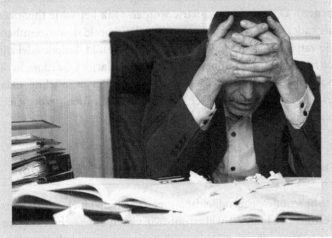

De anamnese en gegevens verzamelen

Nu heb je kennisgemaakt met Marieke, haar moeder, haar broer en de broer van haar man. Alle vier komen ze op een of andere manier met de gezondheidszorg in aanraking omdat ze hulp nodig hebben.

Voor het beoordelen van de gezondheidstoestand van een zorgvrager zijn gegevens nodig. Meestal is de anamnese in de vorm van een vraaggesprek de start van een hulpverleningsrelatie. Met de anamnese verzamel je gestructureerd gegevens, maar het is beslist niet het enige moment waarop je gegevens verzamelt. In feite verzamel je voortdurend gegevens. Tijdens het wassen observeer je de huid (roodheid, kapotte huid) en je vraagt regelmatig hoe de zorgvrager zich voelt. Daarnaast worden gegevens verzameld om te kijken in hoeverre interventies, jouw handelen, het probleem oplossen. Het verzamelen van gegevens heeft zowel betrekking op gegevens over de beleving en ervaring van zorgvragers (subjectieve gegevens) als op gegevens verkregen uit observaties op basis van deskundigheid en metingen door de zorgverlener (objectieve gegevens).

Om te voorkomen dat het verzamelen van gegevens willekeurig gebeurt en je mogelijk van alles over het hoofd ziet, is het handig een kader te gebruiken. Dit kader kan vanuit een verpleegkundige theorie worden ontwikkeld. Diagnostiek wordt vaak gebruikt in het kader van zo'n theorie; bijvoorbeeld de theorie van Dorothea Orem waarin zelfzorg centraal staat, of belevingsgerichte zorg of de indeling met vier leefdomeinen (mentaal en lichamelijk welbevinden, daginvulling en woon/leefomstandigheden). Ook in de psychiatrie worden vaak bepaalde theorieën als kader of uitgangspunt gebruikt, bijvoorbeeld de systeemtheorie van Betty Neuman. Een ander, veel gebruikt, hulpmiddel zijn de functionele gezondheidspatronen van Marjory Gordon. In dit boek gebruiken we de classificatie van Gordon als indeling, maar in de praktijk kun je zeker ook nog andere ordeningsprincipes tegenkomen.

De functionele gezondheidspatronen van Gordon

De functionele gezondheidspatronen van individuele zorgvragers, gezinnen en buurten/wijken ontstaan vanuit de wisselwerking tussen zorgvrager en omgeving. Elk patroon brengt de lichamelijke, psychische en sociale integratie tot uitdrukking. Geen enkel patroon kan zonder kennis van andere patronen worden begrepen. De functionele gezondheidspatronen worden beïnvloed door lichamelijke, ontwikkelingsbepaalde, culturele, sociale en spirituele factoren. Bij ziekte kunnen disfunctionele gezondheidspatronen optreden; omgekeerd kunnen disfunctionele gezondheidspatronen ook tot ziekte leiden. Of een patroon functioneel of disfunctioneel is, kun je bepalen door de gegevens uit de beoordeling te vergelijken met één of meer van de volgende aspecten: individuele uitgangswaarden, vaste normen voor leeftijdsgroepen en/of culturele, sociale of andere normen. Elk patroon moet worden beoordeeld in de context van andere patronen en de bijdrage aan een optimaal functioneren van de beoordeelde zorgvrager.

De functionele gezondheidspatronen van Gordon

Gezondheidsbeleving en -instandhouding

Het patroon van gezondheidsbeleving en -instandhouding omvat wat de zorgvrager van zijn gezondheid en welzijn vindt en hoe hij voor zijn gezondheid zorgt. Het gaat dus om de wijze waarop de zorgvrager zijn gezondheid beleeft en de relevantie daarvan voor zijn huidige en toekomstige activiteiten. Inbegrepen zijn ook de omgang met gezondheidsrisico's en het algehele gezondheidsgedrag zoals activiteiten die de psychische en lichamelijke gezondheid bevorderen, therapietrouw en de samenwerking met zorgverleners.

Voeding en stofwisseling

Het patroon voeding en stofwisseling omvat de inname van vocht en voedsel in verhouding tot de fysiologische behoeften. Inbegrepen zijn individuele eet- en drinkpatronen, de dagelijkse eettijden, soorten en hoeveelheden geconsumeerd vocht en voedsel, voorkeuren voor bepaalde voedingsmiddelen en het gebruik van voedings- en vitaminesupplementen. Ook borstvoeding en het voedingspatroon van zuigelingen behoren tot dit patroon. Verder vallen eventuele huiddefecten en het algemene vermogen tot genezing onder dit patroon, en de toestand van huid, haar, nagels, slijmvliezen en gebit, lichaamstemperatuur, lengte en gewicht.

Uitscheiding

Het patroon uitscheiding omvat de uitscheidingsfunctie van darmen, blaas en huid. Inbegrepen zijn de regelmaat van de uitscheiding, eventueel gebruik van laxantia of andere middelen om de ontlasting op te wekken en eventuele veranderingen of problemen wat tijd, wijze, kwaliteit en/of kwantiteit van uitscheiding betreft. Ook eventuele hulpmiddelen (katheter, plaswekker, stoma-artikelen) vallen onder dit patroon.

Activiteiten

Het patroon activiteiten omvat het geheel van lichaamsbeweging, activiteiten, ontspanning, recreatie en vrijetijdsbesteding. Hieronder vallen alle activiteiten van het dagelijks leven (ADL) die energie kosten, zoals wassen, kleden, koken, boodschappen doen, eten, werken en het huishouden. Ook de soort, kwaliteit en kwantiteit van lichaamsbeweging en regelmatig beoefende sport horen tot dit patroon. Eveneens inbegrepen zijn factoren die een belemmering vormen voor het gewenste of verwachte individuele patroon, zoals neuromusculaire functiestoornissen, benauwdheid, pijn op de borst of spierkrampen bij inspanning. Tot slot maken de vrijetijdsbesteding en alle recreatieve activiteiten die de zorgvrager alleen of met anderen onderneemt, deel uit van dit patroon. De nadruk ligt op activiteiten die de zorgvrager zelf van belang vindt.

Slaap-rust

Het patroon slaap-rust omvat het patroon van periodes van slaap, rust en ontspanning verspreid over het etmaal. Inbegrepen zijn ook de subjectieve beleving van de kwaliteit en kwantiteit van slaap en rust en de hoeveelheid energie, en eventuele hulpmiddelen zoals slaappillen of bepaalde gewoonten voor het slapengaan.

Cognitie en waarneming

Het patroon cognitie en waarneming omvat alle cognitieve functies. Tot de cognitieve functies behoren onder andere waarnemen, informatie verwerken, leren, denken en problemen oplossen. Eveneens inbegrepen in dit patroon zijn de adequaatheid van zien, horen, proeven, voelen en ruiken en eventuele compensatiemechanismen of prothesen. Ook de pijnzin en de omgang met pijn vallen onder dit patroon, en ook het taalvermogen, geheugen, oordeelsvorming en de besluitvorming.

Zelfbeleving

Het patroon zelfbeleving betreft de wijze waarop iemand zichzelf ziet. Het gaat om de ideeën over de eigen persoon, de beleving van de eigen vaardigheden (cognitief, affectief of lichamelijk), het zelfbeeld, de identiteit, het gevoel van eigenwaarde en het algehele patroon van emoties. Ook de lichaamshouding, motoriek, oogcontact, stem en spraak maken deel uit van dit patroon.

Rollen en relaties

Het patroon rollen en relaties omvat de belangrijkste rollen en verantwoordelijkheden van de zorgvrager in zijn huidige levenssituatie en zijn informele netwerk: de familie-, gezins-, werk- en sociale relaties met de bijbehorende verantwoordelijkheden. Verder behoren ook de subjectieve beleving van de rollen en relaties, de tevredenheid van de zorgvrager ermee en eventuele verstoringen tot het patroon.

Seksualiteit en voortplanting
Het patroon seksualiteit en voortplanting omvat de seksuele relaties, seksualiteitsbeleving en het voortplantingspatroon, en de mate van (on)tevredenheid hiermee en eventuele subjectief ervaren problemen. Bij de vrouw zijn ook de vruchtbaarheid en de overgang van belang.

Stressverwerking
Het patroon stressverwerking omvat de wijze waarop iemand in het algemeen met problemen en stress omspringt. Inbegrepen zijn de reserve, de draagkracht of het vermogen om persoonlijke crises te doorstaan, copingmechanismen, steun van familie of anderen (mantelzorg en informeel netwerk) en het subjectief ervaren vermogen om macht over de situatie uit te oefenen.

Waarden en levensovertuiging
Het patroon waarden en levensovertuiging omvat de waarden, normen, doelstellingen en overtuigingen (ook spirituele) waarop iemand zijn keuzen en beslissingen baseert. Inbegrepen zijn dus wat iemand belangrijk acht in het leven, en eventuele subjectief ervaren conflicten tussen bepaalde waarden, overtuigingen of verwachtingen ten aanzien van de gezondheid.

Ontleend aan: Gordon, M. (2002). *Handleiding verpleegkundige diagnostiek*. Maarssen: Elsevier.

Soorten anamnesen

De situatie waarin je gegevens verzamelt en de fase waarin een zorgvrager zich bevindt, bepaalt mede het type anamnese dat je kunt gebruiken. Er kunnen verschillende typen worden onderscheiden.

- **De basisanamnese**

Deze anamnese wordt verricht bij de start van de zorgrelatie of een eerste contact tussen een zorgvrager en zorgverlener of bij een intake. Het doel van de eerste anamnese is het beoordelen van de gezondheidstoestand van de zorgvrager, het vaststellen van eventuele gezondheidsproblemen en het leggen van een basis voor een therapeutische zorgrelatie. De belangrijkste vraag is: 'Is er een gezondheidsprobleem?' Voor dit type anamnese worden alle gezondheidspatronen gescreend.

- **De probleemgerichte anamnese**

Deze anamnese wordt regelmatig, soms wekelijks, soms dagelijks of indien nodig zelfs vaker verricht. Het doel van de probleemgerichte anamnese is het beoordelen of een bepaalde diagnose wel of niet aanwezig is. Bij dit type anamnese moet je bedacht zijn op nieuwe gezondheidsproblemen, eventueel niet opgemerkte problemen of verkeerd vastgestelde gezondheidsproblemen. De belangrijkste vraag is: 'Is er een zorgprobleem of bestaat het zorgprobleem nog steeds, en zo ja, in welke mate?' Bij dit type anamnese wordt in eerste instantie het verstoorde gezondheidspatroon bekeken, daarna wordt eventueel gekeken naar andere gezondheidspatronen.

- **De spoedanamnese**

Deze anamnese is nodig wanneer het zorgcontact aanleiding geeft tot het vermoeden van een levensbedreigende aandoening. Het doel van de spoedanamnese is vast te stellen of er sprake is van een spoedgeval, en in dat geval de aard van het spoedgeval vast te stellen en snel de behandeling in te stellen. De belangrijkste vraag is: 'Wat is de aard van de disfunctie of probleem?' Bij een spoedanamnese wordt gelet op de vitale functies, zoals ademhaling, hartslag, bloeddruk, kleur van de huid, alertheid zorgvrager.

- **De periodiek terugkerende anamnese**

Deze anamnese wordt toegepast in consultatiebureaus, ouderenzorg, leefsituatie- en inrichtingswerk of door de bedrijfs- of schoolverpleegkundige. Het doel van de periodiek terugkerende anamnese is het controleren van de gezondheidstoestand van de zorgvrager op eventuele veranderingen. De belangrijkste vraag is: 'is er in de tussentijd een verandering opgetreden en, zo ja, in welke richting?' Hierbij kunnen alle gezondheidspatronen een rol spelen, maar de context waarin de anamnese plaatsvindt bepaalt in welke mate.

Het vraaggesprek

Het afnemen van een anamnese is de eerste stap in het proces van de zorgverlening. Het is een belangrijke stap, een goed begin is immers het halve werk. Voor het vaststellen van de juiste zorgverlening moet je weten wat er aan de hand is met een zorgvrager.

Dat betreft natuurlijk de medische problematiek en voor zover bekend de medische diagnose en behandeling daarop, maar vooral ook de algemene gezondheidstoestand en het welbevinden van de zorgvrager.

Waarom is dat belangrijk om te weten? Een definitie van verpleeg- en zorgkundig handelen is dat de verpleegkundige zich beroepsmatig bezighoudt met de consequenties van ziek zijn en de behandeling daarvan.

En ook de verzorgende houdt zich bezig met de gevolgen die zorgvragers ondervinden van hun ziekte, handicap of beperking. Om de juiste zorg te kunnen geven moet je weten wat die consequenties zijn. Die consequenties kunnen op allerlei gebied liggen: lichamelijk, psychisch, sociaal en maatschappelijk. Het is daarom handig een ordening aan te brengen. Het is van belang, ook als je een voorgestructureerde vragenlijst gebruikt, je altijd af te vragen waarom je iets van een zorgvrager wilt weten. Het is alleen zinvol een bepaalde vraag te stellen, wanneer het van betekenis is of kan zijn in relatie tot de gezondheidstoestand, wanneer je er beroepsmatig ook iets aan kunt doen, of wanneer je kunt doorverwijzen.

Wat je gaat vragen bij de eerste kennismaking met een zorgvrager is dus sterk afhankelijk van de klachten en mogelijke gezondheidsproblemen en wat jij eraan kunt doen. In een ziekenhuis is het vooral zinvol om naar die zaken in de thuissituatie te vragen die van invloed kunnen zijn op het met ontslag kunnen gaan, zodat daar op tijd op geanticipeerd kan worden. Bij een intake, waarbij gekeken wordt welke zorg tijdelijk of structureel nodig is in relatie tot de woonsituatie, wordt veel dieper doorgevraagd naar de zorgbehoefte in de thuissituatie om passende zorg te kunnen vaststellen.

Voorgestructureerde vragenlijsten die in de verschillende gezondheidszorgorganisaties gebruikt worden, helpen bij het 'in kaart brengen' van een zorgvrager of gezondheidsprobleem. Bij dat 'in kaart brengen' zijn het vraaggesprek en observatie goede hulpmiddelen. Maar vooral het goed luisteren, doorvragen en het juist interpreteren van de antwoorden van de zorgvrager zijn belangrijke vaardigheden.

Observeren en interpreteren

Meestal komen de gegevens vanuit meerdere observaties op verschillende tijdstippen. Het leggen van verbanden tussen die gegevens komt hier om de hoek kijken. Het kunnen leggen van die verbanden heeft te maken met je eigen opgebouwde kennis (vanuit je professionele opleiding, maar vooral ook door ervaring herken je op een gegeven moment die verbanden, omdat je dat vaker gezien hebt).

> **Mastitis?**
>
> Marieke is thuis. Ze heeft last van gestuwde borsten, op zich normaal wanneer je net bevallen bent, maar ze voelt zich grieperig en heeft koorts. De ervaren kraamverzorgende van Marieke combineert deze gegevens en denkt onmiddellijk aan mastitis (borstontsteking).

De kraamverzorgende in dit voorbeeld maakt zeer waarschijnlijk een goede gevolgtrekking, maar het kan ook makkelijk misgaan. Zeker als je meer ervaren raakt, ben je soms geneigd te snel een bepaalde conclusie te trekken, zonder goed na te gaan of dat wel klopt. Als je het verschil begrijpt tussen een aanwijzing en een conclusie trekken, zul je vaker een aanwijzing controleren voordat je de conclusie trekt. Een handige manier om het verschil tussen een aanwijzing en een conclusie te ontdekken is je af te vragen hoe je iets te weten bent gekomen.

- **Aanwijzing: feitelijke gegevens die objectief vast te stellen zijn.**
- **Gevolgtrekking: de conclusies die je trekt op basis van die feitelijke gegevens.**

> **Staar of dementerend?**
>
> Mevrouw Van Kampen is van de trap gevallen en ligt in het ziekenhuis met een gebroken heup. Ze houdt het er zelf op dat ze wat minder goed ziet en daarom gevallen is. Marieke echter vindt dat haar moeder het laatste jaar niet alleen slechter is gaan zien, maar ook een beetje vergeetachtig wordt.
>
> Mevrouw Van Kampen: 'Ik ben van de trap gevallen omdat ik slecht zie.' Marieke: 'Mijn moeder is van de trap gevallen omdat ze begint te dementeren.'

Heeft mevrouw Van Kampen gelijk of Marieke? Is mevrouw Van Kampen inderdaad gevallen omdat haar ogen erg achteruitgaan? Of klopt Marieke's angst dat haar moeder wat aan het dementeren raakt en vanuit verwardheid niet goed heeft opgelet? Of hebben allebei de aanwijzingen een rol gespeeld bij het vallen? Waarom is het van belang dit te weten? Het maakt natuurlijk wel wat uit voor het beperken van het valrisico bij mevrouw Van Kampen. Als het aan haar ogen ligt, zal ze naar de oogarts moeten en is het probleem misschien met een staaroperatie op te lossen, maar bij een beginnende dementie liggen de 'oplossingen' op een heel ander vlak.

Voordat je een conclusie trekt, is het dus zeer van belang om je af te vragen: hoe weet ik dit eigenlijk? Bovendien is het van belang dat je onderbouwing een objectieve en verantwoorde onderbouwing is. In het geval van mevrouw Van Kampen is verdere medische of geriatrische diagnostiek nodig om te bepalen of ze ofwel slechtziend, dementerend of allebei is. In het volgende voorbeeld ligt het controleren van de aanwijzing op het verpleegkundig gebied.

Angst?

Na vier weken opname wordt familieberaad gehouden. Steven blijkt regelmatig rond te lopen met suïcidale gedachten, met name in situaties die voor hem bedreigend zijn. Zijn werk als bedrijfsleider in een grote supermarkt is veeleisend. De laatste tijd verdwenen er voortdurend artikelen in grote hoeveelheden. Steven weet wie hiervoor verantwoordelijk is, maar durft niet op te treden omdat hij bedreigd wordt.

De verpleegkundige op de psychiatrieafdeling schrijft in zijn rapportage: 'Steven is zeer angstig in bedreigende situaties en wil daarom zelfmoord plegen.' Vervolgens maakt deze verpleegkundige een verpleegplan met de diagnose 'angst' en spreekt ook met zijn collega's interventies bij angst af. Wat is er mis met deze gedachtegang van de verpleegkundige? De vraag is: hoe weet hij dat angst het belangrijkste probleem is? Misschien is het wel verlammende machteloosheid of heeft Steven een laag zelfbeeld waardoor hij moeilijk kan omgaan met problemen. Heeft de verpleegkundige wel goed getoetst bij Steven zelf en bijvoorbeeld bij zijn vrouw Susan wat er volgens hen aan de hand is? Wat vinden zijn collega's en de behandelend psychiater ervan? En is er in de boeken met verpleegkundige diagnosen bij psychiatrische ziektebeelden iets te vinden over de problemen van Steven?

2

Vragen

1. Hoe verzamel jij informatie wanneer je een nieuwe zorg-vrager ontmoet? Welke informatie vind je belangrijk om bij de start van de zorgrelatie te verzamelen?

2. Welke aspecten uit de casuïstiek vind je het meest van belang om op door te vragen? Waarom wil je daarop doorvragen, aan welke verpleegkundige diagnosen denk je dan?

3. Vergelijk je bevindingen uit de casuïstiek over Marieke, mevrouw Van Kampen, Geerten of Steven eens met die van een collega en bevraag elkaar op de ervaringen die je in vergelijkbare zorgsituaties hebt opgedaan. Welke ken-nis levert dit op en vergelijk dit met de laatste inzichten uit de vakliteratuur.

4. Breng eens in kaart wat je van een van de mensen voor wie je zorgt weet en niet weet. Welke gegevens en infor-matie en persoonlijke kennis vind je belangrijk om te we-ten en te bespreken met de zorgvrager? Hoe helpt dit jou bij het verlenen van zorg?

De diagnose vaststellen

Definitie en besluitvorming

Het stellen van een diagnose heeft tot doel te komen tot een beeld van de actuele gezondheidstoestand van de zorgvrager. In feite gaat het veelal om een vertaling van het 'verhaal' van de zorgvrager omtrent zijn gezondheid naar het benoemen van de zorgproblemen in diagnostische (vak)termen.

Verpleegkundige diagnose

De definitie van een verpleegkundige diagnose is: 'Een verpleegkundige diagnose is een klinische uitspraak over de reacties van een persoon, gezin of gemeenschap op feitelijke of dreigende gezondheidsproblemen/levensprocessen. Een verpleegkundige diagnose is de basis voor de keuze van een verpleegkundige interventie, opdat resultaten worden bereikt waarvoor de verpleegkundige verantwoordelijk is' (NANDA, 2009).

Om te komen tot de diagnose moet je een aantal besluitvormingsstappen van het diagnostisch redeneren doorlopen. Diagnosticeren is bij uitstek een besluitvormingsproces, een keuzeproces waarin je voortdurend gegevens verwerkt, toetst en probeert een voorlopige diagnose te weerleggen of bevestigen. Verpleegkundige diagnosen zijn soms heel duidelijk alleen verpleeg- of zorgkundig of verzorgend maar in heel veel situaties is er ook sprake van multidisciplinaire diagnosen en problematiek. Het afstemmen van interventies door de verschillende disciplines is dan van belang.

Besluitvormingsstappen diagnose
1. Gegevens verzamelen via:
   - de anamnese
   - observaties
   - andere disciplines.
2. Gegevens clusteren (ordenen) in de patronen van Gordon.
3. Verbanden leggen tussen gegevens.
4. Voorlopige diagnose stellen.
5. Diagnose toetsen bij:
   - zorgvrager en naasten
   - collega's
   - andere disciplines
   - vakliteratuur en handboeken (standaarden).
6. Definitieve diagnose vaststellen.

De structuur van een diagnose

De structuur van de verpleegkundige diagnose is de PES-structuur. De P staat voor probleem, waarbij een label en een definitie wordt gegeven. Dat houdt in dat de diagnose een naam heeft (label) en een korte omschrijving (de definitie). De E staat voor etiologie wat 'leer der ziekteoorzaken' betekent. Hierbij wordt gekeken naar oorzaken en mogelijke oorzaken en beïnvloedende factoren. Je vraagt je af hoe het komt dat een zorgvrager dit probleem heeft. Bij een oorzaak is er sprake van een rechtstreeks verband met het probleem, bij beïnvloedende factoren is dat niet zo, maar is het wel duidelijk dat het meespeelt in het probleem. De S staat voor *signs* en *symptoms*: de verschijnselen. Verschijnselen worden ook wel kenmerken genoemd. Dit zijn zowel verschijnselen die objectief als subjectief gezien worden. Objectieve verschijnselen zijn die verschijnselen die door de zorgverlener worden gezien, denk daarbij aan je zintuigen: wat zie, hoor, ruik, voel je? De subjectieve verschijnselen worden door de zorgvrager zelf aangegeven en vertellen je wat de zorgvrager ervaart. Daarbij ga je uit van het perspectief en de ervaringsdeskundigheid van de zorgvrager. Als een zorgvrager aangeeft angstig te zijn, is dat de beleving van de zorgvrager die je serieus neemt. Vaak wordt in standaarden aangegeven of verschijnselen altijd, vaak of soms aanwezig zijn. Dit helpt om een diagnose zo precies mogelijk te stellen, want als een verschijnsel of kenmerk aanwezig moet zijn en het blijkt bij de zorgvrager die je behandelt niet aanwezig te zijn, dan moet je verder zoeken en misschien aan een andere diagnose denken.

Meestal is het echter niet zo duidelijk en is het de combinatie van zowel aanwezige oorzaken als de aanwezigheid van een aantal veelvoorkomende verschijnselen die bepalen of je met enige zekerheid de diagnose kunt stellen. Het is nooit zo dat alle in een standaard beschreven oorzaken en verschijnselen altijd bij een zorgvrager terug te vinden zijn. En je kunt natuurlijk ook niet eindeloos blijven zoeken, je maakt daarom op een bepaald moment in samenspraak met de zorgvrager en eventueel collega's de keuze voor de meest geschikte diagnose.

Verder is het eigenlijk logischer te spreken over de SEP- of ESP-structuur omdat je de diagnose pas kunt benoemen nadat je de verschijnselen en mogelijke oorzaken onderzocht hebt. Bij het zoeken naar de meest passende diagnose kun je ondertussen wel alvast een voorlopige of werkdiagnose gebruiken.

Steeds vaker worden vooral voor de meer complexe diagnosen allerlei meetinstrumenten ontwikkeld waarmee je de verschillende oorzaken en verschijnselen kunt opsporen, scoren of screenen:

meten dus! Een screeningslijst is dan een vragenlijst (bijvoorbeeld over de voedingstoestand) waarbij je na kunt gaan of een bepaald probleem speelt. Bij een scorelijst kun je de mate van een bepaald kenmerk op een meetschaal (1-3, 1-5 of 1-10) aangeven en aflezen. Bijvoorbeeld bij de mate van pijn: is de pijn erg (1), matig (2) of niet (3) aanwezig.

Soorten diagnosen

Als een diagnose in het hier en nu speelt, wordt dat een actuele diagnose genoemd. Door de PES-structuur lijkt het soms of er alleen maar actuele problemen moeten zijn om methodisch te kunnen werken. Dat is natuurlijk niet waar, je kunt ook heel goed methodisch te werk gaan als je een probleem wilt voorkomen en dus preventief wilt werken. Dit wordt omschreven als een risicodiagnose of dreigend probleem. Daarnaast kun je werken aan het in stand houden of verbeteren van (gezond) gedrag, dit worden dan welzijnsdiagnosen genoemd. Dit gebeurt vanuit de gedachte dat gezondheid niet zozeer de afwezigheid van ziekte inhoudt, maar eerder het vermogen om te kunnen gaan met eventuele beperkingen. Van alle drie de soorten diagnosen worden in de volgende paragrafen voorbeelden uitgewerkt.

Structuur	Betekenis
P = probleem	Een korte omschrijving en naam van de diagnose.
S = signs en symptoms	Verschijnselen waaraan je kunt zien dat er sprake is van een probleem. Objectief waargenomen of subjectief aangegeven door de zorgvrager zelf.
E = etiologie	Oorzaken of beïnvloedende factoren die het probleem in stand houden of bevorderen.

De actuele diagnose in de praktijk

Hoe werkt dat nou in de praktijk? We nemen weer een voorbeeld uit de casuïstiek. Eerst een uitwerking van een actuele diagnose.

Mevrouw Van Kampen is 'in de war'

Verpleegkundige Sander echter heeft tijdens de visite al een paar maal aangegeven dat ze beslist niet naar huis kan. Per dag raakt ze meer gedesoriënteerd en ze loopt nog niet eens met een looprek. Er is thuis niets geregeld, er is geen mantelzorg of thuiszorg. Sander heeft al wel kort na de opname met het transferbureau gebeld. De transferverpleegkundige heeft de aanvraag voor een indicatie in gang gezet. Mevrouw Van Kampen is een zogenoemde 'verkeerde bedpatiënt' in het ziekenhuis geworden. Na enkele weken in het ziekenhuis wordt ze overgeplaatst naar een tijdelijke plaats in het naburige zorgcentrum De Vaart om verder te revalideren. Hoewel mevrouw Van Kampen bij periodes wat warrig overkomt, lijkt alles er toch op gericht dat ze na haar revalidatie weer in haar huis aan de Vechtweg kan terugkomen.

Wat is er met mevrouw Van Kampen gebeurd? Waarom vindt Sander dat zij nog niet naar huis kan? De informatie in dit stukje tekst is natuurlijk heel summier, maar wat valt erin op, in welke richting gaan je gedachten als je dit leest? Woorden als 'gedesoriënteerd' en 'warrig' in combinatie met het feit dat ze opgenomen is omdat ze gevallen is en haar heup gebroken heeft, wekken al gauw de indruk dat ze weleens aan het dementeren kan zijn. Als je ook nog weet dat haar dochter vindt dat ze de laatste tijd vergeetachtig is, zijn er maar weinig hulpverleners die niet aan een beginnende dementie denken. Je ziet dat hier weer verschillende gegevens gecombineerd worden. Maar wat weten we nu precies? Sander heeft natuurlijk een basisanamnese afgenomen (stap 1 van het diagnostisch redeneren). Daarbij was Marieke aanwezig. Vragen die in de basisanamnese in dit geval relevant zijn, hebben betrekking op de voorgeschiedenis van mevrouw Van Kampen, zoals:

— Is ze al eens eerder gevallen?
— Hoelang is ze al vergeetachtig?
— Hoe uit die vergeetachtigheid zich precies? (vergeet ze het gas uit te zetten of vergeet ze haar sleutels weleens?)
— Kan ze nog alles doen?
— Hoe is haar woon- en leefsituatie?

Als je goed naar de vragen kijkt dan zie je dat je eigenlijk binnen alle gezondheidspatronen vragen kunt stellen die informatie op kunnen leveren om een beeld te krijgen van mevrouw Van Kampen. Op het moment dat Sander merkt dat mevrouw Van Kampen 'gedesoriënteerd' is en 'warrig' lijkt, zullen de antwoorden op zijn anamnesevragen aanleiding zijn om tijdens de opname hierover door te vragen. Doorvragen en heel precies doorvragen is een vaardigheid die erg van belang is om tot de meest geschikte diagnose te komen. Want het is op zich niet zo raar dat mevrouw

Van Kampen na een grote heupoperatie wat gedesoriënteerd is. Daarvoor hoeft ze nog niet meteen dement te zijn. Sander zal dus doorvragen, omdat hij zeker wil weten of er sprake is van tijdelijke of acute verwardheid of een zich ontwikkelende dementie. Dat doorvragen gebeurt vooral binnen het gezondheidspatroon cognitie en waarneming, maar nog steeds is het belangrijk om ook op andere patronen te letten. Want wanneer bijvoorbeeld blijkt dat mevrouw Van Kampen ook een slechte voedingstoestand heeft, kan dit een aanwijzing zijn. Een slechte voedingstoestand is namelijk een beïnvloedende factor in de diagnose 'acute verwardheid'.

Voor veel diagnosen zijn vragen- en observatielijsten ontwikkeld, die heel specifiek ingaan op een bepaald probleem. Ook voor verwardheid zijn zulke lijsten ontwikkeld in de geriatrie. Als je zo'n lijst gebruikt heb je dus al een beeld van een bepaald probleem in je hoofd. Je ziet dat hier de stappen 2, 3 en 4 van het diagnostisch redeneren doorlopen worden. Dat hoeft niet precies in die volgorde te gebeuren, in de praktijk lopen de stappen in het denkproces door elkaar en worden ze ook vaker doorlopen. Steeds als er nieuwe informatie is loop je de stappen door.

Sander kan een screeningslijst 'risico op vallen' en/of 'risico op verwardheid' en ook een 'voedingsscreening' afnemen. Hij is voortdurend bezig de gegevens zo volledig mogelijk te maken, te combineren met elkaar en deze te ordenen in de gezondheidspatronen. Hij is bezig zo zorgvuldig mogelijk een voorlopige diagnose te stellen. Bij zijn observaties zal hij, wanneer hij in de rapportage schrijft dat mevrouw Van Kampen 'gedesoriënteerd' is, precies moeten beschrijven hoe hij tot die conclusie komt. Hoe weet hij dat ze 'gedesoriënteerd' is? Hier komt het verschil tussen een aanwijzing en een gevolgtrekking weer om de hoek kijken. Komt een collega van Sander tot dezelfde conclusie? Eigenlijk is het beter wanneer er in de rapportage komt te staan: 'Mevrouw Van Kampen heeft in de afgelopen 24 uur wel tien keer gevraagd hoe laat het was en weet bij herhaald navragen niet dat ze in het ziekenhuis ligt'.

Je ziet: deze informatie is veel preciezer dan dat Sander vindt dat ze gedesoriënteerd is.

Hoe komt Sander nou tot een definitieve diagnose? Daarvoor zal hij stap 5 moeten zetten. Tot nu toe heeft hij steeds geprobeerd het idee dat hij in zijn hoofd heeft te 'bewijzen' of te 'weerleggen' door nieuwe gegevens en informatie te krijgen. Op een bepaald moment heeft hij alle gegevens zo compleet en precies mogelijk gemaakt. Dat is een belangrijke voorwaarde om over te kunnen gaan naar stap 5: het toetsen van de voorlopige diagnose. Als blijkt dat hij toch nog niet alles weet, moet hij de gegevens nog verder aanvullen. Sander kan zijn verhaal nu bijvoorbeeld aan de behandelend specialist, andere disciplines en collega's voorleggen en hun mening vragen. Verder kan hij bijvoorbeeld het voorstel doen om een geriater in te schakelen. Tijdens de eerste vier stappen heeft hij natuurlijk steeds overlegd, maar je zult in de praktijk merken dat het komen tot een voorlopige diagnose ook tijd kost. De behandelend specialist en/of de geriater zal steeds om observaties en aanvullende informatie vragen voordat er conclusies worden getrokken. Sander kan ook de literatuur erop naslaan. Over 'verwardheid' (dreigende, acute of chronische verwardheid) zijn inmiddels meerdere verpleegkundige diagnosen beschreven. Hij kan dan in de literatuur kijken welke oorzaken en beïnvloedende factoren er beschreven zijn en toetsen welke van die oorzaken en beïnvloedende factoren er spelen bij mevrouw Van Kampen.

Hetzelfde geldt voor de verschijnselen, welke verschijnselen laat mevrouw Van Kampen wel en niet zien? Op die manier kan het onderscheid tussen bijvoorbeeld acute en chronische verwardheid worden vastgesteld. Belangrijk om op te merken is dat Sander hier niet de diagnose 'dementie' aan het stellen is. Dat is namelijk een medische diagnose, die door de geriater gesteld moet worden. Het is wel zo dat Sander een goede bijdrage levert aan het stellen van deze mogelijke diagnose door zijn diagnose 'verwardheid' zo goed mogelijk te onderbouwen.

Structuur	Betekenis	Voorbeeld
P = probleem	Een korte omschrijving en naam.	Acute verwardheid van de diagnose.
S = signs en symptoms	Verschijnselen waaraan je kunt zien dat er sprake is van een probleem. Objectief waargenomen of subjectief aangegeven door de zorgvrager zelf.	Verstoringen in: bewustzijn, oriëntatievermogen, slaap-waakritme. Hyperalertheid.
E = etiologie	Oorzaken of beïnvloedende factoren die het probleem in stand houden of bevorderen.	Voedingsdeficiënties. Infecties. Stoornissen en ziekten centraal zenuwstelsel.

Het belang van een passende diagnose

Deze diagnose 'verwardheid' is een gecompliceerde diagnose. Je kunt je voorstellen dat de diagnosen 'misselijkheid' of 'pijn' op het eerste gezicht makkelijker te stellen zijn. Vooral omdat daarbij de zorgvrager zelf veel beter kan aangeven wat er aan de hand is. Maar bij elke diagnose geldt het hiervoor beschreven proces waarin het erg belangrijk is om volledig, precies en concreet te zijn in het verzamelen van gegevens, en deze voortdurend te toetsen, voordat je tot een conclusie en definitieve diagnose komt. Kijk maar eens kritisch naar rapportage door jezelf en collega's; hoe vaak komt het niet voor dat beschrijvingen over eenzelfde zorgvrager net anders zijn? De een vindt dat de zorgvrager bijvoorbeeld pijn heeft, terwijl de ander in een andere dienst beschrijft dat de zorgvrager benauwd is. Van groot belang is altijd na te gaan hoe een zorgvrager zijn of haar toestand zelf beschrijft.

Het is in dat verband ook van belang te letten op de verschillen in cultuur en achtergrond van zorgvragers en collega's. In sommige culturen wordt pijn of verdriet heel anders geuit dan in de westerse cultuur. Je zult als zorgverlener dan ook op andere verschijnselen of kenmerken moeten letten. Wellicht lijkt het omslachtig om zo precies te zijn, maar het is vooral professioneel om je conclusies goed te onderbouwen, af te stemmen met je collega's en binnen de multidisciplinaire samenwerking. Alleen met een goed vastgestelde diagnose kun je ook de juiste professionele hulp en ondersteuning aan zorgvragers geven.

De risico- of dreigende diagnose

In de uitwerking bij mevrouw Van Kampen is in de war kun je al merken dat de grens tussen een actuele of dreigende diagnose niet altijd duidelijk is. Een aantal diagnosen die in standaarden zijn uitgewerkt kennen een actuele en een risicovorm. Toch moet je vaststellen of er sprake is van een actueel of dreigend probleem, omdat dit belangrijk is voor welke interventies zinvol zijn. We kijken naar twee voorbeelden: Stevens problemen en Marieke en Wessel die een angstige bevalling hebben doorgemaakt.

Stevens problemen

Op een dag staat opeens Susan huilend voor de deur. Steven blijkt al twee dagen niet thuis te zijn geweest. Ook op zijn werk is hij niet verschenen. Niemand weet waar hij is. Na een uitgebreide zoektocht vinden ze hem in een opvanghuis voor daklozen in de stad. Hij is verward en agressief. Met enige dwang weten ze hem mee te krijgen naar huis. Daar bellen ze de huisarts. Uiteindelijk wordt Steven vrijwillig opgenomen op een opnameafdeling van het psychiatrisch ziekenhuis De Vijverberg.

> Na vier weken opname wordt familieberaad gehouden. Steven blijkt regelmatig rond te lopen met suïcidale gedachten, met name in situaties die voor hem bedreigend zijn. Zijn werk als bedrijfsleider in een grote supermarkt is veeleisend. De laatste tijd verdwenen er voortdurend artikelen in grote hoeveelheden. Steven weet wie hiervoor verantwoordelijk zijn, maar durft niet op te treden omdat hij bedreigd wordt.

In dit stukje casuïstiek valt een aantal zaken op. Er wordt een kort beeld geschetst van Steven die 'verward' en 'agressief' is. Valt het je op dat je binnen deze situatieschets een heel ander idee in je hoofd krijgt bij 'verward' dan bij mevrouw Van Kampen? De context is heel anders, en kennelijk ondersteunt dat in welke richting je denkt. Bij Steven zul je niet zo snel aan eventuele dementie denken!

Als Steven wordt opgenomen, zal op de opnameafdeling van het psychiatrisch ziekenhuis een basisanamnese worden afgenomen. Ook hier is de voorgeschiedenis weer van belang. Mogelijke anamnesevragen aan Steven zijn:

— Is Steven eerder of vaker van huis weggeweest zonder dat Susan wist waar hij was?
— Heeft hij aan Susan laten merken dat er een probleem was op het werk?
— Hoe gaat Steven normaal gesproken met problemen om?
— Hoe kijkt Steven eigenlijk tegen zichzelf aan?
— In wat voor omstandigheden is hij opgegroeid?
— Voelt hij zich meestal gelukkig of ongelukkig of weet hij niet zo goed wat hij voelt?

Deze vragen vallen onder andere in het stressverwerkingspatroon (hoe ga je om met...), het cognitie- en waarnemingspatroon en het patroon zelfbeleving. Maar ook vragen uit het rollen- en relatiepatroon en waarde- en levensovertuiging kunnen van belang zijn. Dit kunnen anamnesevragen zijn als:

— Hoe ervaart Susan Steven en vice versa?
— Is er een druk gezinsleven dat hij wel/niet aankan?
— Zijn er misschien financiële problemen die op zijn gemoed drukken?
— Is Steven een gelovig man?
— Heeft dit invloed op hoe hij tegen zichzelf aankijkt en wat hij zelf wel of niet aan zijn situatie kan doen?

De antwoorden op deze vragen geven een richting aan voor het vaststellen van één of meerdere diagnosen. Vooral in de psychiatrie valt het op hoe dicht medische en verpleegkundige diagnostiek bij elkaar liggen. Als je bijvoorbeeld kijkt naar een veelgebruikte medische classificatie in de psychiatrie: de DSM (Diagnostic and Statistical Manual of Mental Disorders, American Psychiatric Association) en verpleegkundige standaarden dan zul je zien dat er sprake is van overlap, of dat een verpleegkundige diagnose net even anders genoemd wordt. Vaak wordt er dan ook over multidisciplinaire diagnosen gesproken; maar dat laat onverlet dat er natuurlijk duidelijk psychiatrische, dus medische, ziektebeelden bestaan, waarbij de psychiater de diagnose stelt. Op de opnameafdeling wordt door de verpleegkundige staf bij Steven onder andere de diagnose 'inadequate coping' (Carpenito, 2012) gesteld.

Een risico- of dreigende diagnose heeft meestal geen beschrijving van oorzaken en verschijnselen, maar er worden wel risicofactoren benoemd. Hiermee wordt tot uitdrukking gebracht dat een risico- of dreigende diagnose bedoeld is om alert te zijn op die zaken die een zorgvrager kwetsbaar maken om een probleem of diagnose te ontwikkelen. Je zult ook zien dat de interventie gericht is op die risicofactoren en op het voorkomen van het probleem.

Als uit de anamnese, de observatieperiode en gesprekken met Steven bijvoorbeeld blijkt dat hij het altijd al moeilijk vond om zijn gevoelens te verwoorden, of dat er lichamelijke oorzaken zijn waardoor hij zich heel anders dan anders gedraagt (bijvoorbeeld een hersentumor) of dat hij een voorgeschiedenis heeft van zwaar alcoholgebruik, dan is er sprake van risicofactoren die kunnen leiden tot agressief gedrag.

We weten uit de casus ook al dat hij bedreigd wordt of in elk geval denkt dat hij bedreigd wordt. Ook dat is weer erg belangrijk om goed uit te zoeken, want als hij alleen maar denkt dat hij bedreigd wordt, is er sprake van een waanbeeld, maar als hij echt bedreigd wordt, zal hij terecht angstig zijn. Of het de beleving van de zorgvrager is of een objectief vast te stellen en te meten gegeven, maakt voor Steven misschien niet uit, maar wel voor de te kiezen interventie.

In dit voorbeeld van een risicodiagnose doorloop je dus net zo goed weer dezelfde zes besluitvormingsstappen waarin je gegevens verzamelt, ordent en combineert om tot een voorlopige diagnose 'risico op agressie' of misschien juist 'risico op zelfverwonding' of 'risico op zelfdoding' te komen. De risicofactoren die je in de standaarden kunt vinden, worden getoetst aan de kennis en ervaring van psychiatrisch verpleegkundigen, de psychiater, maatschappelijk werkenden en uiteraard van Steven zelf.

Als de verloskundige komt, blijkt ze al vijf centimeter ontsluiting te hebben. Maar de hartslag van het kindje is niet
helemaal goed. De verloskundige vertrouwt het niet en stelt
voor de bevalling toch maar te laten plaatsvinden in het
ziekenhuis. Direct belt ze een ambulance. Marieke en Wessel zijn vreselijk bezorgd. Geerten, de broer van Marieke, is
gehandicapt omdat er bij zijn bevalling problemen waren! In
het ziekenhuis wordt om kwart over vijf een gezonde dochter
geboren: Vera. Ze is 51 centimeter lang en weegt bijna zes
pond. De gynaecoloog heeft wel een vacuümpomp moeten
gebruiken omdat Vera snel geboren moest worden, haar hartslag bleef erg langzaam.

Als je het verhaal van Marieke en Wessel over de bevalling leest,
kun je goed begrijpen dat ze angstig zijn geweest tijdens de bevalling. Maar een ervaren kraamverzorgende zal nog een stapje
verder denken. Die weet dat de moeilijke bevalling in combinatie
met het feit dat Marieke haar broer gehandicapt is geraakt door
problemen bij de bevalling een risicofactor is. Een risico op angst
en onzekerheid ook na de bevalling. En die onzekerheid kan weer
leiden tot een moeilijker hechting tussen de ouders en het pas-
geboren kind. De kraamverzorgende zal dus extra alert zijn en
voortdurend toetsen hoe het ervoor staat met die risicofactoren.
Zij zal letten op:
— Praten Wessel en Marieke over de moeilijke bevalling in relatie tot Geerten?
— Stelt Marieke veel vragen of alles wel goed is met het kindje?
— Heeft de gynaecoloog of verloskundige nog eens goed uitgelegd hoe alles is verlopen?
— Heeft Marieke direct een goed contact met het kindje of zijn
  er signalen dat ze overbezorgd of juist een beetje onverschillig
  is?
— En hoe gedraagt Wessel zich?

De kraamverzorgende kan door het combineren van gegevens en
het toetsen van de risicofactoren in overleg met de verloskundige
en in bespreking met Marieke en Wessel zelf het risico op een
verstoorde ouder-kindhechting vaststellen of weerleggen. Als er
sprake mocht zijn van dat risico, is ze er op tijd bij om dat risico zo
veel mogelijk te beperken of helemaal te voorkomen.

De welzijnsdiagnose

Bij de welzijnsdiagnose is er al sprake van gezond gedrag, maar dat gezonde gedrag moet wel in stand gehouden worden. Denk bijvoorbeeld aan goede voedingsgewoonten of niet roken. Als zorgvragers het voornemen hebben om dit te blijven doen, kan een verpleegkundige of verzorgende helpen om dit ook zo te houden. Marieke is bijvoorbeeld overtuigd van het feit dat borstvoeding een goede zaak is voor haarzelf en voor Vera. Het is goed voor de hechting tussen haar en Vera en ze geeft gratis goede antistoffen mee. Maar zal Marieke het ook vol kunnen houden?

Marieke gaat borstvoeding geven

Vanmiddag komen gelukkig een paar vriendinnen van het werk langs. Ze verveelt zich toch wel. Marieke is nu al een maand thuis en mist de contacten met collega's. Ze is blij dat ze besloten heeft te blijven werken, hoewel ze zich wel een beetje afvraagt hoe dat zal gaan met het geven van borstvoeding.

De welzijnsdiagnose 'effectieve borstvoeding' is dus geen beschrijving van een probleem. Je zult bij een welzijnsdiagnose dan ook geen oorzaken, beïnvloedende factoren of risicofactoren terugvinden. Wel wordt er een beschrijving gegeven van verschijnselen of kenmerken waaraan je kunt zien dat het goed gaat. Ook van deze verschijnselen zullen er sommige vaak of altijd aanwezig zijn en andere minder vaak. Niet alle verschijnselen hoef je te zien in de praktijk om vast te stellen dat er sprake is van effectieve borstvoeding. Een welzijnsdiagnose is dus veel meer een beschrijving waaraan je kunt toetsen of het goed blijft gaan.

Wat heb je daar nou aan? Marieke heeft wel al aangegeven dat hoewel ze het graag vol wil houden, ze zich toch afvraagt hoe het moet als ze weer aan het werk gaat. Hierop kun je de interventie richten. Een welzijnsdiagnose gebruik je dus ook om preventief te werken.

Geerten wil ook een kindje

Geerten is gek op het dochtertje van Marieke. Hij zou wel dagelijks op bezoek willen komen. Hij houdt Vera heel voorzichtig vast en aait haar voortdurend over haar hoofdje. Steeds vaker geeft hij aan dat hij ook wel zo'n kindje wil, samen met Klaartje, op wie hij verliefd is.

Ook in de gehandicaptenzorg zijn welzijnsdiagnosen goed bruikbaar. In het voorbeeld van Geerten wordt een lastig onderwerp aangesneden. Het vaststellen van verschijnselen of kenmerken bij gehandicapten vraagt een specifieke deskundigheid. De wijze waarop gehandicapten zich uiten maakt dat goede, herhaalde en precieze observaties erg belangrijk zijn om een goed onderscheid te maken tussen de normale ontwikkeling van de gehandicapte en eventuele problemen. Het feit dat Geerten een kindje lief vindt en dat zelf ook graag wil is heel normaal; veel niet-gehandicapte mensen willen dat toch ook? En ook seksuele gevoelens en seksuele ontwikkeling is een normaal proces. Maar waarom is het van belang dat er door de begeleiders en verzorgers van Geerten toch aandacht aan besteed wordt? Met de beschrijving van een normale gezonde seksuele ontwikkeling kan getoetst worden of Geerten een normale ontwikkeling doorloopt, en dat geldt uiteraard niet alleen voor seksueel gedrag.

Natuurlijk is er in het verhaal van Geerten ook sprake van een ethische vraagstelling. Hoe zijn de richtlijnen in de instelling *De Bonte Berg* met betrekking tot seksueel gedrag en ouderschap van bewoners, en wat vindt de familie van Geerten en die van Klaartje ervan? Dat bepaalt weer de interventies die de begeleiders van Geerten af kunnen spreken.

Welzijnsdiagnosen zijn goed te gebruiken als beschrijvingen van gezond of gezondheidsbevorderend gedrag binnen de groei en ontwikkeling van zorgvragers, en van kind naar volwassene. Met behulp van welzijnsdiagnosen kun je goed aantonen dat zorgverleners zich niet alleen maar met problemen en de gevolgen van ziekte bezighouden, maar een veel breder terrein hebben waarin gezondheid meer is dan de afwezigheid van ziekte.

Vragen

1. Benoem in eigen woorden eens wat volgens jou een verpleegkundige diagnose is en wat het verschil is met een medische diagnose?

2. Hoe precies ben jij in het nagaan bij de zorgvrager en je collega's of andere disciplines of het klopt wat je denkt dat er aan de hand is?

3. Beschrijf in eigen woorden eens wat er volgens jou aan de hand is met een zorgvrager in een eigen praktijkcasus. Stel vervolgens een diagnose op met de PES-, ESP- of SEP-structuur (kies zelf de meest logische volgorde). Wanneer je nog gegevens of informatie mist, stel dan vragen op die je aan de zorgvrager en/of andere disciplines of collega's kunt stellen om de diagnose compleet te kunnen maken.

4. Welke diagnosen stel jij in jouw beroepspraktijk het meest? Zijn dat actuele, risico- of welzijnsdiagnosen? Hoe komt dat denk je?

Resultaatgericht werken

Definitie en besluitvorming

Nadat je een diagnose hebt gesteld moet je nadenken over het doel of resultaat dat je wilt bereiken. Natuurlijk wil je als zorgverlener het liefst problemen oplossen. Maar is dat wel altijd mogelijk? Hier gaat het over het vaststellen van het resultaat dat de zorgvrager wil bereiken. Je probeert zo goed mogelijk vast te stellen wat dat resultaat zou kunnen zijn, wat je verwacht of beoogt dat de zorgvrager kan en wil behalen. Je maakt dus een prognose. Vervolgens moet je steeds evalueren of dit resultaat ook behaald wordt. Het vaststellen en toetsen van resultaten is weer een besluitvormingsproces op zich, net als het vaststellen van de diagnose. Je let daarbij echter op een aantal andere zaken.

> **Twee definities van resultaat**
>
> 'Het beoogde resultaat is een weergave van nagestreefde effecten van verpleegkundige tussenkomst en is gebaseerd op de gestelde diagnose, prognose en de voorgenomen interventies' (Albersnagel & Van der Brug, 1997).
>
> En het beoogde resultaat is 'een variabele en meetbare toestand, gedraging of opvatting van de zorgvrager of de mantelzorgverlener, die in belangrijke mate ontvankelijk is voor en beïnvloed is door een verpleegkundige interventie' (Johnson & Maas, 1997).

Om te komen tot het vaststellen van een resultaat doorloop je opnieuw een aantal stappen. Je richt het doel of resultaat dat je wilt behalen natuurlijk op een eerder vastgestelde diagnose. Je kijkt, voordat je besluit tot een goed passend resultaat, naar de verschijnselen en mogelijke oorzaken van het probleem of diagnose. Zoals bij elk besluitvormingsproces is dit de eerste stap van het verzamelen van de relevante gegevens, in dit geval de gegevens over de specifieke diagnose van een zorgvrager, en je oriënteert je op mogelijk te behalen resultaten. Deze informatie heb je nodig om de volgende stappen te maken.

In de tweede stap ga je verschillende overwegingen op een rijtje zetten. Je kijkt achtereenvolgens naar een aantal aspecten. De mogelijkheden en beperkingen van de zorgvrager zelf zijn uiteraard van het grootste belang. Wat kan hij zelf en is er bijvoorbeeld mantelzorg aanwezig? Een ander aspect is de motivatie. Zonder eigen motivatie tot verbetering of herstel kun je als zorgverlener stimuleren wat je wilt, maar wordt een te optimistisch gesteld resultaat onhaalbaar. De meetbaarheid van het gedrag van de zorgvrager, ook wel indicatoren genoemd, is van belang om de voortgang precies te kunnen bewaken. Als je niet weet waaraan je kunt zien of een resultaat behaald wordt, is het lastig te zeggen of je het bereikt. Van belang is natuurlijk ook de vereiste en beschikbare tijd en middelen die je als zorgverlener tot je beschikking hebt. Het maakt nogal uit hoeveel verschillende zorgvragers je onder je hoede hebt, en ook of je in een rijke westerse zorginstelling werkt of dat je het in een ontwikkelingsproject moet doen met schaarse middelen. Verder moet je niet vergeten te kijken naar eventuele andere voorwaarden om het doel te kunnen behalen. Je eigen capaciteiten en die van je collega's spelen in dit verband een rol; wat weet je en kun je wel of niet? Dit is afhankelijk van je ervaring, het praktijkveld en/of het specialisme of de setting waarin je werkt of gaat werken.

Als derde, maar meest belangrijke stap wil je met de zorgvrager afstemmen en bespreken wat hij zelf wil en wat haalbaar is. Bij stap 4, het vaststellen van het definitieve resultaat, breng je eigenlijk stap 2 en 3 met elkaar in overeenstemming en stel je vast welke verandering je verwacht (de prognose). Je let hierbij op het tijdsbestek waarin je resultaat wilt behalen en op welke momenten je evalueert.

Besluitvormingsstappen resultaat
1. Bekijk de vastgestelde diagnose, met de verschijnselen en oorzaken die daarin een rol spelen en oriënteer je op mogelijke resultaten. Bespreek deze met collega's en vergelijk met vakliteratuur.
2. Overweeg bij het kiezen van een resultaat:
   - de mogelijkheden en beperkingen van de zorgvrager
   - de motivatie van de zorgvrager
   - de meetbaarheid van de indicatoren (aanwijzingen)
   - de vereiste en beschikbare tijd en middelen.
3. Bespreek de door jou beoogde resultaten met de zorgvrager.
4. Stel een definitief resultaat (prognose) vast door stap 2 en 3 met elkaar in overeenstemming te brengen en stel tijdsbestek en evaluatiemomenten vast.
5. Evaluatie.

Het belang van een prognose of beoogd resultaat

Waarom is het belangrijk om een beoogd resultaat vast te stellen? Allereerst: als je patiënt- of persoonsgericht wilt werken moet je bespreekbaar maken wat de zorgvrager wil bereiken. In hele acute situaties of situaties waarin de zorgvrager niet zelf kan beslissen zullen zorgverleners of naasten voor de zorgvrager beslissen, maar in elke andere situatie zal de zorgvrager zelf bepalen wat hij of zij wil.

Daarnaast richt je natuurlijk je interventies op hetgeen bereikt kan worden, dus ook daarom is het nodig om een prognose vast te stellen voordat je handelt. Vanuit de wetgeving (kwaliteitswetgeving) is er nog een reden: de wet vraagt om inzichtelijke en controleerbare zorg. Je moet als zorgverlener dus zichtbaar maken wat het effect is van je interventies, als het geen effect heeft, kun je het net zo goed niet doen. De beschrijving van een beoogd resultaat aan de hand waarvan zorgverleners de effecten van hun interventies kunnen beoordelen, helpt daarbij. En ten slotte is het in de afstemming met andere disciplines belangrijk om precies en heel concreet te weten of te beschrijven wat er bereikt moet worden. Resultaten van zorg zijn, in tegenstelling tot het handelen van zorgverleners, nooit monodisciplinair. Want wie of wat heeft er nu uiteindelijk voor gezorgd dat een zorgvrager geen pijn meer heeft? De medicatie die door de arts is voorgeschreven? Of het feit dat de verpleegkundige of verzorgende bij de keuze voor wel of niet toedienen van die medicatie een pijnschaal gebruikte? Of de zorgvrager zelf, omdat hij tijdig pijntoename aangaf en 'toevallig' een hoge pijntolerantie heeft?

De structuur van een resultaat

De structuur van een resultaat is bijvoorbeeld de RIM-structuur (Johnson & Maas, 1999). De R staat voor een korte beschrijving van het te behalen resultaat. Hierin zit vaak al verstopt wat de haalbaarheid van een resultaat kan zijn. Gaat het bijvoorbeeld om vermindering of stabilisering van pijn? De I staat voor indicatoren die zo concreet mogelijk moeten aangeven waaraan je kunt zien of de zorgvrager reageert op de door jouw verleende zorg. Het zijn aanwijzingen. Dit kan objectief meetbaar zijn maar kan ook subjectief door de zorgvrager zelf aangegeven worden. Vaak herken je in de indicatoren de verschijnselen van de diagnose.

De M staat voor de meetcriteria: waaraan kun je de mate van de verschijnselen afmeten? Hiervoor zijn meetschalen of scorelijsten ontwikkeld, een hele bekende is de pijnschaal en ook de ADL-schalen zijn inmiddels aardig bekend, maar er zijn al veel meer schalen ontwikkeld op allerlei gebied. Dit zijn in principe dezelfde lijsten waarmee verschijnselen gescoord worden. Hier gaat het dus om de mate waarin een verschijnsel zich voordoet en niet om een screenings- of vragenlijst. Vaak zijn zulke lijsten of beoordelingsschalen zogenoemde 3- of 5-puntsschalen, net als bij een enquête kun je dan bijvoorbeeld aangeven of er sprake is van: nooit, zelden, soms, vaak, altijd.

Andere criteria die gehanteerd worden bij het vaststellen van een beoogd resultaat zijn de bekende RUMBA-eisen. RUMBA staat voor *relevant, understandable, measurable, behavioural* en *attainable*. In het Nederlands betekent dit: relevant, begrijpelijk, meetbaar, zichtbaar in gedrag en haalbaar.

Structuur	Betekenis
R = resultaat	Een korte omschrijving van het beoogde resultaat.
I = indicatoren	Te observeren situatie of gedrag van de zorgvrager in reactie op de verpleegkundige zorg.
M = meetcriteria	Exacte beschrijving hoe het resultaat gemeten kan worden.

Soorten resultaten of resultaatgebieden

Er zijn diverse typen resultaten. Zoals al eerder aangegeven is haalbaarheid natuurlijk heel erg belangrijk bij het vaststellen van een prognose of beoogd resultaat. De richting van het doel of resultaat, ook wel het resultaatgebied genoemd, wordt hierdoor bepaald. Het geeft het waarschijnlijke verloop van de beoogde verandering aan. Bij actuele diagnosen kun je niet altijd het probleem oplossen, omdat je soms de oorzaak niet weg kunt nemen. Maar misschien kun je wel een van de meerdere oorzaken wegnemen, verzachten of het probleem stabiliseren, of de verslechtering langzamer laten verlopen. Bij welzijnsdiagnosen en risicodiagnosen ben je vooral preventief bezig. Resultaten kunnen gericht zijn op:

- preventie
- uitstel of beperking van het probleem
- oplossing van het probleem
- verbetering, tijdelijk of structureel
- stabilisatie
- achteruitgang van het probleem vertragen.

Het resultaat in de praktijk

Hoe werkt het vaststellen van een goed, haalbaar en meetbaar resultaat nu in de praktijk? We kijken weer naar een paar voorbeelden uit de casuïstiek.

> **Mevrouw Van Kampen heeft een verhoogd risico op vallen**
>
> Sander kan een scorelijst 'risico op vallen' en/of 'risico op verwardheid' en ook een 'voedingsscreening' afnemen. Hij is voortdurend bezig de gegevens zo volledig mogelijk te maken, te combineren met elkaar en deze te ordenen in de gezondheidspatronen.

Stel dat Sander met behulp van de screeningslijsten en na intercollegiaal en multidisciplinair overleg de diagnose 'risico op vallen' heeft vastgesteld. Hoe gaat hij dan te werk om een prognose of beoogd resultaat vast te stellen dat voldoet aan alle criteria?

Om te beginnen kijkt hij in stap 1 naar de oorzaken en verschijnselen die mevrouw Van Kampen vertoont. Hij heeft vastgesteld dat zij gedesoriënteerd is en dat zij zich er niet altijd van bewust is in het ziekenhuis in een ziekenhuisbed te liggen. De geriater is inmiddels ook langs geweest en heeft de medische diagnose 'beginnende dementie' vastgesteld. Het is weinig zinvol als Sander gaat proberen de oorzaak van het probleem weg te nemen. Hij kan uiteraard wel het risico op vallen beperken door maatregelen te nemen waardoor het risico beperkt wordt en hij kan proberen de desoriëntatie niet te verergeren en de achteruitgang van de dementie te beperken. Sander spreekt in het verpleegplan af dat er in elke dienst een meetschaal wordt ingevuld waarop de veiligheid van mevrouw Van Kampen gescoord wordt. Het beoogde resultaat bij het verhoogde risico op vallen van mevrouw Van Kampen is haar veiligheid waarborgen (stap 3).

Sander heeft daarbij in stap 2 gekeken naar de mogelijkheden en beperkingen van mevrouw Van Kampen. Zij kan niet zelf aangeven dat zij dreigt te vallen. De beschikbare tijd en middelen zijn wel relevant: hij kan niet voortdurend in de kamer van mevrouw Van Kampen aanwezig zijn, maar hij kan wel andere maatregelen treffen en hulpmiddelen aanwenden om zowel het vallen te beperken als de desoriëntatie niet erger te laten worden. In stap 3 bespreekt hij wel met mevrouw Van Kampen zelf welke maatregelen dat zijn, maar hij bespreekt dit ook met haar dochter Marieke, die het eens is met het zo goed mogelijk waarborgen van de veiligheid van haar moeder en toestemming geeft voor de maatregelen (de interventie) die Sander voorstelt.

Dit was zoals je gemerkt hebt een voorbeeld waarbij een beoogd resultaat uitgewerkt is bij een risicodiagnose. Bij een actuele diagnose werkt het op dezelfde manier.

Structuur	Betekenis	Voorbeeld valpreventie
R = resultaat	Een korte omschrijving van het beoogde resultaat.	Valpreventie: mate waarin een zorgvrager/zorgverlener acties onderneemt om het risico op vallen te beperken.
I = indicatoren	De te observeren situatie of gedrag van de zorgvrager in reactie op de verpleegkundige zorg.	Beoordeling van de effectiviteit van preventiemaatregelen. Aantal valincidenten.
M = meetcriteria	Exacte beschrijving hoe het resultaat gemeten kan worden.	Meetschaal vallen of veiligheid.

Steven heeft het moeilijk

Als Steven wordt opgenomen neemt de opnameafdeling van het psychiatrisch ziekenhuis een basisanamnese af. De voorgeschiedenis is weer van belang. Is hij eerder of vaker van huis weggeweest zonder dat Susan wist waar hij was? Heeft hij aan Susan iets laten merken van een probleem op het werk? Hoe gaat Steven normaal gesproken met problemen om? Hoe kijkt Steven eigenlijk tegen zichzelf aan? In wat voor omstandigheden is hij opgegroeid? Voelt hij zich meestal gelukkig of ongelukkig of weet hij niet zo goed wat hij voelt?

Uit de anamnese van Steven, de observatieperiode en de gesprekken met Steven en Susan is gebleken dat Steven het erg moeilijk vindt om met problemen om te gaan. Het probleem op zijn werk, waar een trouwe vaste medewerker regelmatig steelt uit de voorraden van de supermarkt, kan hij niet aanpakken. Verder heeft Steven stukje bij beetje verteld dat hij de scheiding van zijn ouders nooit goed verwerkt heeft. Daarbij heeft hij een somber karakter. Hij maakt zich erg snel zorgen en is gauw van slag. Hij vindt zichzelf maar waardeloos, hij snapt dan ook niet wat Susan in hem ziet, maar hij is zeer vastbesloten om het leven voor zijn kinderen beter te laten verlopen dan voor hemzelf. Hij weet alleen niet hoe hij dat moet doen, hoe hij een goede vader kan zijn en hoe hij problemen het hoofd moet bieden. Hij kijkt erg op tegen andere mensen en is dan ook zwaar teleurgesteld in de medewerker die steelt. Hij dacht hem te kunnen vertrouwen en nu bedreigt hij hem ook nog als hij iets aan het stelen zou doen. Het groeit hem allemaal boven het hoofd. Als hij niet eens zijn gezin kan beschermen, kan hij er maar beter niet meer zijn. Op de opnameafdeling wordt door

4

de verpleegkundige staf de diagnose 'inadequate coping' gesteld. Voor het vaststellen van een haalbaar resultaat is er in stap 1 van het besluitvormingsproces gekeken naar de verschijnselen bij deze diagnose zoals die hier net beschreven zijn. Steven is wel gemotiveerd om zaken anders aan te pakken, maar zijn sombere karakter en lage zelfbeeld zitten hem daarbij wel in de weg. Toch wil hij wel proberen te werken aan verbetering. Zo worden in stap 2 en 3 de overwegingen in overleg met Steven zelf over de haalbaarheid van het resultaat vastgesteld. Om eventuele veranderingen meetbaar te maken wordt een scorelijst voor coping gebruikt.

Structuur	Betekenis	Voorbeeld coping
R = resultaat	Een korte omschrijving van het beoogde resultaat.	Coping: de mate waarin iemand acties onderneemt om belastende stressoren te hanteren.
I = indicatoren	De te observeren situatie of gedrag van de zorgvrager in reactie op de verpleegkundige zorg.	Het kunnen verwoorden van een gevoel van controle. Gebruikmaken van sociale steun. Geeft aan hulp nodig te hebben.
M = meetcriteria	Exacte beschrijving hoe het resultaat gemeten kan worden.	Meetschaal coping.

Omdat er tevens sprake is van de diagnose 'risico op zelfdoding' wordt ook daarvoor een meetschaal afgesproken waarin onder andere is opgenomen dat hij zich houdt aan een niet-suïcide-overeenkomst. Er wordt gestreefd naar verbetering van de coping. Hiermee is in stap 4 het resultaat concreet en meetbaar vastgesteld en zijn evaluatiemomenten afgesproken.

Bij de welzijnsdiagnose 'effectieve borstvoeding' van Marieke zal de richting van het resultaat eveneens stabilisatie en/of verbetering zijn. Er is dan natuurlijk geen sprake van verbetering van een probleem, maar instandhouding en verbetering van gezond gedrag.

Marieke wil het geven van borstvoeding volhouden

Marieke heeft aangegeven dat ze de borstvoeding graag wil volhouden, maar ze vraagt zich af hoe het moet als ze weer aan het werk gaat.

Voor het wennen aan en in stand houden van borstvoeding zijn ook meetschalen ontwikkeld. De kraamverzorgende spreekt met

Marieke af dat zij deze gedurende een halfjaar wekelijks zelf bijhoudt, en meeneemt naar het consultatiebureau om te bespreken.
De kraamverzorgende zal haar interventie richten op het geven
van goede voorlichting over borstvoeding en specifiek op de mogelijkheden voor borstvoeding op de werkplek en het bevestigen
van de keuze van Marieke. Bij het vaststellen van resultaten bij
welzijnsdiagnosen, maar eigenlijk ook bij andere diagnosen, komt
naar voren dat waarden en normen een rol spelen. Want wat is
nou goed of slecht? Over borstvoeding of flesvoeding zijn hele
discussies in de maatschappij. Jouw gedrag als zorgverlener komt
dan om de hoek kijken. Professioneel gedrag is erop gericht om
uitgaande van de zorgvrager, zo objectief mogelijk hulp en ondersteuning te bieden. Daarbij kun je in het bespreken van een voor
de zorgvrager goed resultaat gebruikmaken van onderzoek wat
gedaan is naar bepaalde onderwerpen.

Geerten heeft epilepsie

Op driejarige leeftijd kreeg Geerten epileptische insulten
die moeilijk onder controle te houden waren. Er waren lange
insultvrije periodes afgewisseld met periodes waarin hij soms
twee keer in de week een insult had. Voor het gezin waren
dit intensieve en spanningsvolle tijden. Door verbetering van
de medicatie is de epilepsie nu onder controle en blijven de
insulten beperkt tot een paar keer per jaar.

Epilepsie kan een aantal nare problemen veroorzaken. Zo kan Geerten zichzelf tijdens een aanval verwonden of stikken. Er kunnen
ook een afwijkende groei en ontwikkeling ontstaan en natuurlijk
is het van belang dat Geerten zijn medicatie neemt. De begeleiders
van *De Bonte Berg* hebben voor Geerten in het zorgplan daarom
een aantal risicodiagnosen opgenomen:
- risico op letsel en aspiratie
- risico op afwijkende groei en ontwikkeling
- omgaan met de behandeling (ook wel therapietrouw
  genoemd).

De laatste is trouwens geen probleemdiagnose, maar eerder een
welzijnsdiagnose, vandaar dat over therapietrouw en niet over the-
rapieontrouw wordt gesproken! De beschrijving van de zorgresultaten is daarbij natuurlijk gericht op preventie en bij omgaan met
de behandeling op het in stand houden daarvan. De risicodiagnosen vragen uiteraard pas om actie tijdens een eventuele epilepsieaanval. Toch kan ook daarvoor een meetschaal risicobestrijding in

combinatie met een meetschaal voor omgaan met de behandeling worden gebruikt, om zicht te houden hoe Geerten zelf omgaat met de gevaren van zijn epilepsie. Als Geerten zelf goed weet dat hij een aanval kan krijgen, dat hij als hij dit aan voelt komen moet waarschuwen en dat hij een aanval zo goed mogelijk kan voorkomen door zijn medicijnen niet te vergeten, is dat een goed en haalbaar na te streven resultaat.

Vragen

1. Hoe stel jij vast wat het effect is van wat je doet? Wat vind je daarbij belangrijk? Hoe geef je de zorgvrager stem in het vaststellen van de zorgresultaten en wat haalbaar is?

2. Welke meetinstrumenten voor zorgresultaten ken je? Welke meetinstrumenten gebruik je en vind je nuttig? Ga eens na in de recente vakliteratuur wat de laatste inzichten zijn over valpreventie, coping, borstvoeding volhouden of risico op letsel of therapietrouw. Aan welke zaken meet je af of jouw handelen helpt? Maak zelf eens een meetinstrument op een schaal van 0 tot en met 5 waarin je 0 tot en met 5 omschrijft.

3. Hoe oplossingsgericht ben jij? Wat voor soort resultaten stel je het meest? Is wat jij wilt bereiken altijd hetzelfde als datgene wat de zorgvrager aangeeft? Hoe ga je daarmee om?

Interventies kiezen

5

Definitie en besluitvorming

Interventies zijn handelingen die ervoor zorgen dat de gezondheidstoestand van de zorgvrager verbetert, niet verslechtert of minder snel achteruitgaat. Worden diagnosen en resultaten beschreven vanuit het gedrag van zorgvragers, bij interventies gaat het om het handelen en gedrag van de zorgverlener. Oftewel activiteiten die de verpleegkundige of verzorgende onderneemt. Dit kunnen zowel activiteiten zijn waarover zelfstandig besloten kan worden als activiteiten die zij verricht vanuit een opdracht van een andere hulpverlener, meestal de arts.

> ### Een definitie van interventie
>
> 'Een verpleegkundige interventie is een label dat bestaat uit een combinatie van gerichte activiteiten die de verpleegkundige namens of voor een groep/persoon verricht, op basis van de verpleegkundige diagnose, en die de persoon/groep niet zelf kan verrichten' (Bulecheck, Butcher & McClosky-Dochterman, 2010).

Het kiezen voor een bepaalde interventie wordt zowel bepaald door het probleem (de diagnose) als door het resultaat dat je wilt bereiken. Als je naar de diagnose met de PES-structuur kijkt, zie je dat je de interventies kunt plegen op zowel de oorzaken als de verschijnselen. Bij de oorzaken zal de interventie gericht zijn op het oplossen van probleem, bij verschijnselen op het verzachten van het probleem. De meetcriteria bij de resultaten zijn ook afgeleid van de oorzaken en verschijnselen van de diagnose. Daarom zal als gevolg daarvan de interventie die op het oplossen van oorzaken gericht is, goed moeten scoren op de meetschalen van oorzaken en verschijnselen. Als je de oorzaak wegneemt moeten ook de verschijnselen verdwijnen. Wanneer je de interventie alleen op de verschijnselen kunt richten zal echter alleen de meetschaal die afgeleid is van de verschijnselen kunnen verbeteren. Je hebt immers de oorzaak niet weggenomen.

Uiteraard moet je dus een duidelijk doel of resultaat voor ogen hebben en weten wat er aan de hand is om gerichter te kunnen zoeken naar de goede interventie. Er zijn echter ook andere factoren die de keuze voor een interventie mede bepalen. Dit is de onderzoeksbasis van de interventie, is er onderzoek gedaan en zo ja, wat zegt dat onderzoek? Denk bijvoorbeeld aan onderzoek met betrekking tot decubituspreventie en maatregelen, waarbij steeds nieuwe inzichten worden verkregen. Verder is de haalbaarheid

van belang, de aanvaardbaarheid van de interventie voor de zorgvrager en uiteraard de capaciteiten van de verpleegkundige of
verzorgende.

Besluitvormingsstappen interventie

1. Bekijk de vastgestelde diagnose, met de verschijnselen en
   oorzaken die daarin een rol spelen. Bekijk de vastgestelde
   resultaten. Oriënteer je op mogelijke interventies en bespreek deze met collega's en vergelijk met vakliteratuur.
2. Overweeg bij het kiezen van een interventie:
   – de aanvaardbaarheid van de interventie voor de zorg-
     vrager
   – de uitvoerbaarheid en de haalbaarheid
   – de relevantie met de vastgestelde diagnose en resul-
     taat
   – de capaciteiten van de verpleegkundige of verzor-
     gende
   – de meest recente inzichten omtrent de interventie
     (onderzoek)
   – de vereiste en beschikbare tijd en middelen.
3. Bespreek de door jou beoogde interventie met bijbehorende activiteiten met de zorgvrager. Bespreek ook mogelijke alternatieven.
4. Stel de best passende interventie samen door de gekozen
   activiteiten vast te stellen.
5. Evaluatie.

De structuur van een interventie

Een interventie bestaat uit een cluster van activiteiten. Theoretisch
zijn er meer activiteiten die tot een interventie behoren dan je in
de praktijk op een gegeven moment bij een individuele zorgvrager
uitvoert. Dit heeft deels te maken met de aard van de diagnose en
het resultaat dat je wilt bereiken en de wijze waarop de interventie
inwerkt op de diagnose, maar ook met het moment in de zorg. Zo
kun je je voorstellen dat je op dag 1 andere activiteiten uitvoert
dan op dag 5 na een operatie. Veelal wordt in de praktijk alleen de
interventie benoemd of alleen de activiteiten. De I van interventie
heeft een label of naam met een korte beschrijving en vervolgens
worden bij A alle mogelijke activiteiten en het gedrag van de zorgverlener in een standaard benoemd.

Structuur	Betekenis
I = interventie	Korte omschrijving en verzamelnaam van meerdere bij elkaar horende activiteiten.
A = activiteiten	Alle verpleegkundige (of verzorgende) handelingen (of handelingen als gevolg van een verstrekte opdracht) en gedrag gericht op het behalen van de vastgestelde resultaten van zorg.

Verschillende typen of soorten van activiteiten

Er zijn verschillende typen van activiteiten bij interventies te onderkennen:
- diagnostische activiteiten (ook ten behoeve van een medische diagnose)
- activiteiten gericht op de oorzaken van de diagnose
- activiteiten gericht op de verschijnselen van de diagnose
- activiteiten in opdracht van andere zorgverlener (arts)
- ADL-activiteiten
- evaluerende activiteiten
- administratieve activiteiten.

Diagnostische activiteiten verricht je om een goede diagnose vast te stellen en/of de arts te helpen een medische diagnose vast te stellen. Denk hierbij bijvoorbeeld aan allerlei observaties en het bijhouden van screeningslijsten zoals die eerder besproken zijn, maar je kunt ook denken aan lichamelijk onderzoek en inspectie. Activiteiten om een bepaalde verpleegkundige diagnose op te lossen of te verzachten, zijn de activiteiten gericht op de oorzaken en verschijnselen van de diagnose. De ADL-activiteiten zijn niet gekoppeld aan een medische of verpleegkundige diagnose; je verricht ze omdat de zorgvrager dit zelf niet kan. Uiteraard verricht je evaluerende activiteiten om te kijken wat het effect van een interventie is en of je het resultaat hebt bereikt. Tot slot zijn er de indirecte activiteiten, bijvoorbeeld administratie ter ondersteuning van de zorg.

De interventie in de praktijk

Het kiezen en vaststellen van een interventie en bijbehorende acties die passend zijn voor een zorgvrager in de praktijk illustreren we weer met een paar voorbeelden uit de casuïstiek.

Veiligheidsmaatregelen voor mevrouw Van Kampen

Sander spreekt in het verpleegplan af dat er in elke dienst een meetschaal wordt ingevuld waarop de veiligheid van mevrouw Van Kampen gescoord wordt. Het beoogde resultaat bij het verhoogde risico op vallen van mevrouw Van Kampen is haar veiligheid waarborgen (stap 3). Hij heeft daarbij in stap 2 gekeken naar de mogelijkheden en beperkingen van mevrouw Van Kampen. Zij kan niet zelf aangeven dat zij dreigt te vallen en haar motivatie om niet te vallen is hier niet zo relevant. Verder houdt hij rekening met de beschikbare tijd en middelen; hij kan niet voortdurend in de kamer van mevrouw Van Kampen aanwezig zijn, maar hij kan wel andere maatregelen treffen en hulpmiddelen aanwenden om zowel het vallen te beperken als de desoriëntatie niet erger te laten worden.

Zoals bij het vaststellen van het resultaat al bleek, is het niet mogelijk bij mevrouw Van Kampen de oorzaak van het risico op vallen weg te nemen, ze is immers dementerend en dat proces is niet te stoppen. De interventie van Sander is dan ook het waarborgen van haar veiligheid, en dat doet hij door verschillende activiteiten te ondernemen. Hij plaatst het bed zo laag mogelijk, spreekt in het verpleegplan af dat er elk halfuur bij mevrouw Van Kampen gekeken wordt, zorgt dat er een aantal persoonlijke dingen van thuis in de kamer aanwezig zijn en dat zij goed op de klok kan kijken. Dit zijn activiteiten die hij zelfstandig in overleg met zijn collega's kan afspreken. Ook overlegt hij met de behandelend specialist over goede medicatie, waarbij wel een normaal dag-nachtritme in stand gehouden kan worden. Het geven van de medicatie is een door de arts gedelegeerde activiteit. Je ziet bij de keuze van activiteiten dat het beoogde resultaat om de desoriëntatie niet te laten verergeren toch ook meespeelt. Een resultaat dat eigenlijk bij de diagnose 'risico op verwardheid' hoort. Dit speelt mee omdat desoriëntatie behalve een verschijnsel bij de ziekte dementie –dat op zich weer een risicofactor is bij de diagnose 'risico op verwardheid' – ook een risicofactor is bij de diagnose 'risico op vallen'. Je zou er haast zelf van in de war raken, maar het toont aan dat oorzaken (of dat nou bijvoorbeeld medische, psychosociale, maatschappelijke of ontwikkelingsbepaalde oorzaken zijn of niet) vaak meerdere gevolgen hebben die in verschillende gezondheidspatronen en diagnosen een rol kunnen spelen.

Structuur	Betekenis	Voorbeeld
I = interventie	Korte omschrijving en verza-melnaam van meerdere bij elkaar horende activiteiten.	Veiligheid waarborgen.
A = activiteiten	Alle verpleegkundige (of verzorgende) handelingen (of handelingen als gevolg van een verstrekte opdracht) en gedrag gericht op het behalen van de vastgestelde resultaten van zorg.	Bed laag plaatsen. Plaatsen van bedhekken. Elke 30 min. observatie. Persoonlijke voorwerpen in zicht plaatsen. Klok in zicht plaatsen. Slaapmedicatie afspreken en toedienen.

Steven leert beter omgaan met zijn problemen

Steven gaat een periode tegemoet waarin hij hulp en ondersteuning krijgt om beter te leren omgaan met zijn problemen. Dit wordt waarschijnlijk na enige tijd door een psychiatrisch verpleegkundige in de thuissituatie vervolgd.

Om eventuele veranderingen meetbaar te maken wordt de scorelijst voor coping gebruikt. De definitie van coping (Johnson & Maas, 1999) is: 'de mate waarin iemand acties onderneemt om belastende stressoren te hanteren'. In de lijst zijn indicatoren opgenomen zoals: 'kan een gevoel van controle verwoorden, maakt gebruik van de beschikbare sociale steun en geeft aan wanneer hij hulp nodig heeft'. De indicatoren kunnen dagelijks gescoord worden op een schaal van 1 tot en met 5. De keuze van het soort acties zoals die in de coping-meetschaal genoemd worden, hebben een relatie met de interventie op het gebied van voorlichting, begeleiding en instructie. Het is een brede interventie waarbij de activiteiten gericht zijn op gedragsverandering en waar de ondersteuning bij het leren en leergedrag van de zorgvrager centraal staat. Uiteraard vraagt dit een specifieke kennis en deskundigheid van de zorgverlener.

De kraamverzorgende geeft voorlichting

De kraamverzorgende spreekt met Marieke af dat Marieke de meetschaal voor instandhouding van de borstvoeding gedurende een halfjaar wekelijks zelf bijhoudt en meeneemt naar het consultatiebureau om te bespreken. De kraamverzorgende zal haar interventie richten op het geven van goede voorlichting over borstvoeding en specifiek op de mogelijkheden voor borstvoeding op de werkplek.

Ook in de ondersteuning die de kraamverzorgende aan Marieke gaat geven bij het in stand houden van het geven van borstvoeding speelt voorlichting een belangrijke rol. Uiteraard is de inhoud van die voorlichting heel anders dan bij Steven. Zo zie je dat met name in het handelen en gedrag van de zorgverlener de specifieke deskundigheid en de capaciteiten van de zorgverlener een grote rol spelen.

Om een goede keuze te kunnen maken uit welke voorlichting je precies geeft, heb je basiskennis nodig over het vakgebied, maar moet je ook de ontwikkelingen en het onderzoek dat gedaan wordt binnen dat vakgebied goed bijhouden. Vaak worden er tegenwoordig op allerlei gebied specifieke voorlichtingsprogramma's ontwikkeld. Een voorlichtingsprogramma is niet alleen maar een folder, maar vraagt van de zorgverlener dat deze in staat is toelichting te geven, informatie te herhalen en te toetsen en te begrijpen dat niet iedereen op dezelfde manier bepaald gedrag aanleert.

Geerten neemt elke dag zijn medicijnen

Voor een eventuele epilepsieaanval kan een meetschaal risicobestrijding in combinatie met een meetschaal voor therapietrouw (omgaan met de behandeling) worden gebruikt, om zicht te houden hoe Geerten zelf omgaat met de gevaren van zijn epilepsie. Als Geerten zelf goed weet dat hij een aanval kan krijgen, dat hij als hij dit aan voelt komen moet waarschuwen en dat hij een aanval zo goed mogelijk kan voorkomen door zijn medicijnen niet te vergeten, dan is dat een goed en haalbaar na te streven resultaat.

Het bevorderen van therapietrouw of goed omgaan met de behandeling heeft vaak te maken met kennis. Als de oorzaak van het uitblijven van therapietrouw onkunde of kennisgebrek is, is het logisch de interventie te richten op kennisoverdracht of het vergroten van die benodigde kennis. De veronderstelling is dat het helpt wanneer je weet hoe goed het is om bijvoorbeeld medicijnen te slikken, om dat ook vol te houden. Voorlichting en begeleiding als interventie is dus ook hier aan de orde, maar waarschijnlijk met een ander accent. Want behalve kennis kunnen er andere belemmerende factoren zijn die gezond gedrag tegenhouden. Bij Geerten zal het waarschijnlijk nodig zijn om herhaald uitleg te geven over het moeten innemen van zijn medicijnen in combinatie met een zekere controle op de inname en ligt het accent dus ook op instructie en controle daarvan. Dit voorbeeld laat dus zien dat de keuze van acties ook wordt bepaald door de mogelijkheden van de zorgvrager.

> **Vragen**
>
> 1. Hoe bepaal jij welke activiteiten je inzet in jouw zorgverlening? Bedenk eens welke activiteiten in het dagelijks handelen bij een zorgvrager bij elkaar horen en waarom? Hoe zou je zo'n samenhangende set van acties zelf benoemen als interventie?
> 2. Hoe zet je de capaciteiten en mogelijkheden van de zorgvrager in tijdens de uitvoer van je handelen?
> 3. Welke kennis zet je in bij je professioneel handelen? Waar komt die kennis vandaan?
> 4. Vergelijk je weleens welke verschillende interventies er mogelijk zijn? Zoek in de vakliteratuur eens na welke interventies er mogelijk zijn bij veiligheid waarborgen of bij voor jouw zorgverlening relevante preventieprogramma's, welke vind je passend bij jouw zorgvrager?

Woordenlijst

Actuele diagnose diagnose die in het hier en nu aanwezig is

Anamnese vragenlijst, vraaggesprek

Classificatie indeling; lijsten met diagnosen en/of resultaten en/of interventies die volgens een bepaalde structuur zijn ingedeeld

Diagnose probleem, verpleegprobleem, zorgvraag; beschrijft de reactie van een zorgvrager op een gezondheidsprobleem en de factoren die op die reactie van invloed zijn

Diagnostisch redeneren denk- en keuzeproces om te komen tot de meest passende diagnose

Evidence based nursing practice op bewijs, onderzoek en laatste inzichten, de wensen en voorkeuren van een zorgvrager, en professionele kennis gebaseerd verpleegkundig handelen

Interventie acties, activiteiten: beschrijft het handelen door de zorgverlener

Klinisch redeneren systematisch verpleegkundig handelen, verpleegkundig proces, verpleegkundige besluitvorming; denk en keuzeproces gebaseerd op logisch redeneren

Label naam van een diagnose, resultaat of interventie

PES afkorting van probleem, oorzaken, verschijnselen

Prognose verwachte uitkomst

Resultaat doel: beschrijft de reactie van de zorgvrager op de verleende zorg

RIM afkorting van resultaat, indicatoren, meetcriteria

Risicodiagnose dreigende diagnose, diagnose gericht op een mogelijk probleem

RUMBA afkorting van relevant, understandable, measurable, behavioural, attainable; in het Nederlands relevant, begrijpelijk, meetbaar, zichtbaar in gedrag en haalbaar

Screeningslijst vragenlijst gericht op het opsporen van een specifiek probleem

Scorelijst meetlijst waarop de mate van aanwezigheid of hevigheid van een probleem of verschijnsel kan worden aangegeven

Standaarden standaardverpleeg- of zorgplan; door de beroepsgroep vastgestelde beschrijving van diagnosen, resultaten en interventies die van toepassing of deels van toepassing kunnen zijn bij zorgvragers

Welzijnsdiagnose diagnose gericht op het in stand houden of bevorderen van (gezond) gedrag

Werkdiagnose voorlopige diagnose

Verpleeg- of zorgplan op de individuele zorgvrager gerichte beschrijving van de voor hem/haar geldende diagnosen, resultaten en interventies

Literatuur

Albersnagel-Thijssen, E., & Brug, Y. van der (1997). *Diagnosen, resultaten en interventies.* Groningen: Wolters-Noordhoff.

Bulecheck, G.M., Butcher, H.K., & McClosky-Dochterman, J.C. (2010). *Verpleegkundige interventies.* Maarssen: Elsevier Gezondheidszorg.

Carpenito, L.J. (2012). *Zakboek verpleegkundige diagnosen.* Groningen/Houten: Wolters-Noordhoff, dertiende editie.

Cingel, C.J.M. van der, & J.S. Jukema (2014). *Persoonsgerichte Zorg. Praktijken van goede zorg voor ouderen.* Houten, Bohn Stafleu van Loghum.

Clark, J., & Lang, N. (1992). Nursing's next advance: An internal classification for nursing practice. *International Nursing Review, 39*(4), 109-111, 128.

Gordon, M. (2002). *Handleiding verpleegkundige diagnostiek.* Maarssen: Elsevier.

Johnson, M., & Maas, M. (1999). *Verpleegkundige zorgresultaten.* Maarssen: Elsevier/De Tijdstroom.

Melk, H.A. (1931), *De praktijk der ziekenverpleging.* 's-Gravenhage: G. Naeff.

NANDA. (2009-2011). *Verpleegkundige diagnoses en classificaties.* Houten: Bohn Stafleu van Loghum.

Skretkowicz, V. (1992). *Florence Nightingale's notes on nursing.* Londen: Scutari Press.

Stallinga H.A. (2012). Salutogenese en ICF: Nieuwe kaders voor de zorg. *Tijdschrift voor Verpleegkundigen,* 27–28.

Websites
- ► http://www.acendio.net/
- ► http://www.venvn.nl/Dossiers/Beroepsprofielen
- ► http://www.zorgleefplanwijzer.nl/
- ► http://www.nanda.org/
- ► http://www.rivm.nl/who-fic/icf.htm
  - acendio
  - beroepsprofielen
  - nanda
  - rivm
  - zorgleefplanwijzer

Register